D1754906

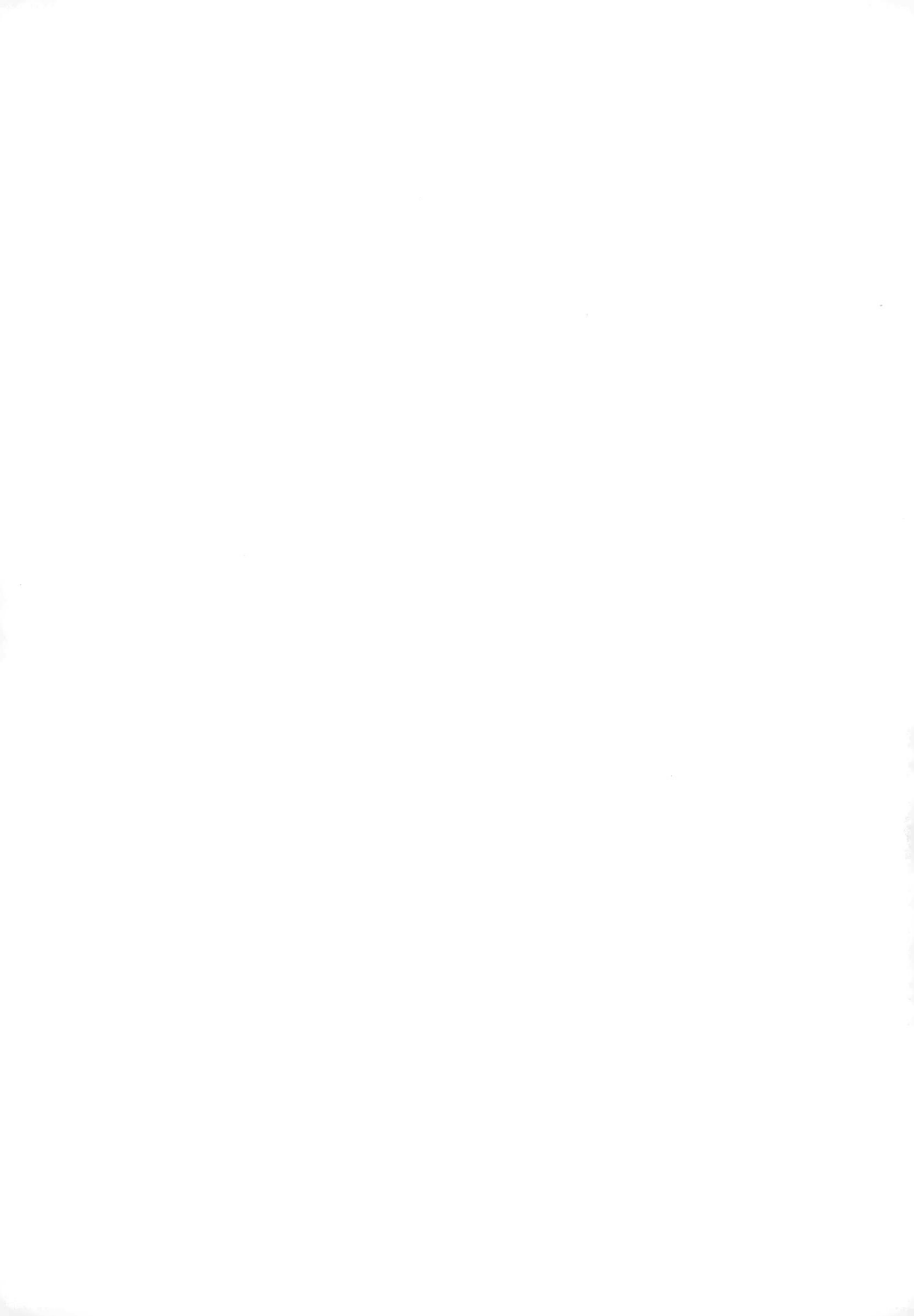

Jean-Claude Alix

Es geht um Ihren Darm

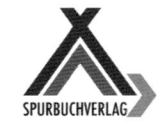

SPURBUCHVERLAG

Jean-Claude Alix

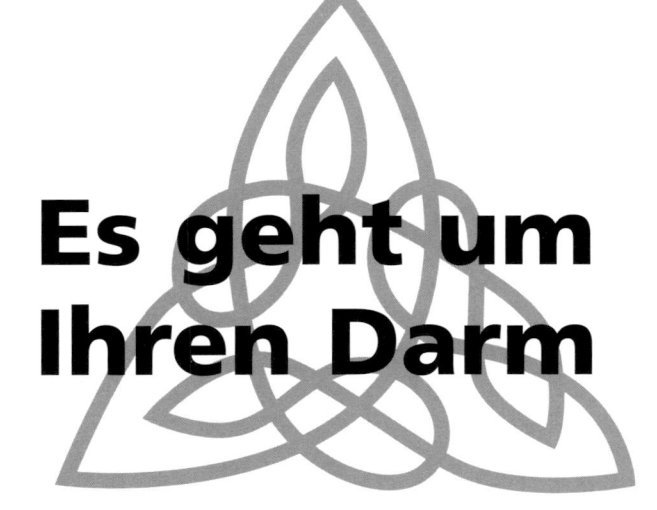

Es geht um Ihren Darm

Darmpflege: Der Schlüssel zur ewigen Gesundheit

**Bibliografische Information der
Deutschen Bibliothek**

Die Deutsche Bibliothek verzeichnet diese Publikation in der Deutschen Nationalbibliografie; detaillierte bibliografische Daten sind im Internet über http://dnb.dnb.de abrufbar.

11. Auflage, Mai 2014
© Alle Rechte beim Spurbuchverlag,
Am Eichenhügel 4, 96148 Baunach
Ausführung: pth-mediaberatung GmbH, Würzburg
www.mediaberatung.de
Titelgestaltung/Satz: Brigitte Henig
ISBN 978-3-88778-298-6

Copyright 2004 by Spurbuchverlag.
Alle Rechte, einschließlich der Übersetzung in Fremdsprachen, vorbehalten. Kein Teil des Werkes darf in irgendeiner Form (Druck, Fotokopie, Mikrofilm, CD oder einem anderen Verfahren) ohne schriftliche Genehmigung des Verlages reproduziert oder unter Verwendung elektronischer Systeme verarbeitet, vervielfältigt oder verbreitet werden.

Inhaltsverzeichnis

Der Autor 8
Vorwort 9
    Vorwort zur Neufassung 9
    Schon wieder ein Darmbuch! 9
    Dieses Buch umfasst drei Abschnitte 11
    Was ich zeigen möchte 13

TEIL 1
Darmhygiene und Colon-Hydrotherapie 14
Ein bisschen Anatomie, um den Darm zu verstehen 19
Gedanken und Hinweise rund um die Geburt 22
    Die Eugenische Kur 30
    Informative und energetische Medizin: Hilft die Homöopathie? ... 32
Darmsanierung, was ist das? 36
**Informationen und Gedankensammlung
über die Funktionen des Darms** 38
    Physiologie des Darms. Oder: Was macht der Darm? 41
    Die Darmschleimhaut 44
    Die Darmflora 47
    Der Dickdarm 51
    Säure-Basen-Gleichgewicht 52
    Verschlackung und Vergiftung
    als Ursache der Zivilisationskrankheiten 56
    Die erste Ursache für Allergie und Gewebe-Verschlackung 57
    Die zweite Ursache für Allergie und Gewebe-Verschlackung 63
    Ein kleiner Exkurs in unsere Frühgeschichte zum Verständnis .. 64
**Beispiele für Erkrankungen,
die infolge einer Darmflora-Entgleisung entstehen** 69
    Hauterscheinungen von Allergie/Neurodermitis bis Hautkrebs ... 69
    Pilzerkrankungen 78

Inhaltsverzeichnis

Blasen-Entzündungen 79
Rheumatische Gelenkbeschwerden/Gicht 79
Kopfschmerzen/Migräne 80
Muskelrheuma 81
Darmerkrankungen/Morbus Crohn/Colitis ulcerosa 82
Sonderfall Darmkrebs 83
Krebs 85
Immunsystemerkrankungen 86
Herz- und Blutgefäßerkrankungen 87
Chronische Müdigkeit und Konzentrationsmangel 88
Chronische Verstopfung 89
Chronische Durchfälle 92
Gedanken über ein geordnetes Leben 94
Priorität der Zeit 94
Priorität des Geldes 98
Psychosomatik des Darms 101
Parasiten im Darm: Alarm 107

TEIL 2
Die Colon-Hydrotherapie: Vorbeugung und Therapie in einem 108
Wie wird die Colon-Hydrotherapie durchgeführt? 110
Seelische Einstimmung zur Colon-Hydrotherapie 111
Unterstützende Massage während der Colon-Hydrotherapie 113
Therapieverlauf 114
Indikationen 118
Kontraindikationen 118
Die Darmregeneration – Tipps für Heilpraktiker und Interessierte .. 121
Den Therapieerfolg fördernde Maßnahmen 122
Vermeidung von Ernährungsfehlern 123
Zucker/Milch/Konservierungsstoffe 124
Was passiert durch die Mikrowelle? 126
Was passiert nach Fast-Food? 130
Warum Probiotika? 131
Gedanken-Zusammenfassung zur dauerhaften Gesundheit 133
Zum Abschluss zwei schöne Geschichten 136

TEIL 3
Die tiereiweißlose Diät 140
    Einleitende Worte 140
Eiweißfasten, warum? 142
    Der Unterschied zwischen tierischen und pflanzlichen Eiweißen ... 143
Die „schlechten" Nachrichten zuerst: Was Sie nicht essen sollten! ... 147
    Weiterer Beweis, warum unser Darm kein tierisches Eiweiß mag .. 149
    Gedankensammlung zum Thema Kraft 149
Die „guten" Nachrichten: Was Sie alles essen dürfen! 153
Zusammenfassung 158
    Gewürze, Aperitifs, Digestifs… 160
    Was essen wir morgens? 161
    Was essen wir mittags? 166
    Was essen wir abends? 167
    Eiweiß-Ersatz/Zucker-Ersatz 168
Rezeptsammlung 171
    Brotaufstriche 173
    Vorspeisen 174
    Suppen 175
    Salate 176
    Hauptspeisen 178
    Nachspeisen 187
Kommentierte Kasuistik 189
Ewig leben, eine Utopie? 194

Nachwort 201
Anhang 1: Leber-Gallen-Reinigung 203
Anhang 2: Milch als Kalziumlieferant? 205
Anhang 3: Stoffwechsel-Verbesserung in aller Munde 208
Anhang 4: Darmöl/Parasiten-Kur für den Darm mit Öl 213
Danksagungen 216
Publikationen des Autors 217
Literaturhinweise 220
Kontaktadressen 223

Der Autor

Jean-Claude Alix

Jean-Claude Alix, geboren 1951 im französischen St. Etienne, lebt seit 1975 in seiner Wahlheimat Deutschland.
Nach Abschluss seines Physik-, Mathematik- und Chemiestudiums an der renommierten Hochschule INSA, Lyon, war er als Diplom-Informatiker u.a. Projektleiter für die Entwicklung von Computersystemen für Ärzte und führende amerikanische Unternehmen der Computerbranche tätig.
Mitte der achtziger Jahre erlitt Jean-Claude Alix einen schweren Motorradunfall, und sein Leben wandelte sich komplett. Er verließ Karriere und sicheres Einkommen für seine neue Berufung, die Medizin. Nach der Ausbildung zum Heilpraktiker und Eröffnung seiner Praxis im Jahre 1990 gründete Jean-Claude Alix die MEDICUS Heilpraktikerschule, um sein Wissen weiterzugeben.
Seit 1999 leitet er das Naturheilzentrum Buchweizenberg in Solingen-Ohligs. Dort werden viele naturheilkundliche Verfahren angewendet. Das Besondere an diesem Haus ist ein neues Konzept: Unter einem Dach findet man sowohl für den körperlichen als auch für den seelischen Bereich Vorsorge und Behandlung, unterstützt durch ein reichhaltiges Seminar- und Informationsangebot.
Der Autor hat sich **die Aufklärung der Bevölkerung in Sachen Medizin** als Lebensziel gesetzt. Erst wenn die Menschen ihre Problematik verstehen, werden sie ihre Angst verlieren und sich in Ruhe für ihren Weg in der Therapie selbst entscheiden können. „Medizin ist einfach" ist dabei sein Leitmotiv und er zeigt in jedem seiner Bücher, wie logisch und mächtig der ganzheitliche naturheilkundliche Weg ist, sowohl zur Bewahrung der Gesundheit als auch zur Genesung.
Jean-Claude Alix schreibt Leitartikel für verschiedene Zeitschriften der Naturheilkunde und hält Vorträge zu naturheilkundlichen Themen auch für Kollegen und Patienten in Deutschland und in den europäischen Ländern, in deren Sprachen seine Bücher übersetzt worden sind.

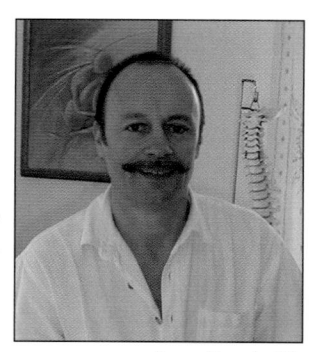

Vorwort

Vorwort zur Neufassung

Von der ersten Fassung sind etwa 2000 Exemplare verkauft worden. Viele Menschen haben mir Briefe geschrieben, weil sie ihre Leiden – nur durch Anwendung meiner Hinweise – losgeworden sind. Das freut mich sehr, weil ich diese Menschen mit meiner Praxisarbeit nicht hätte erreichen können. Dennoch blieben viele Fragen offen, deren Antworten ich in diese neue Fassung integriert habe. Auch wenn Sie das alte Buch bereits gelesen haben, werden Sie also von dieser neuen Auflage profitieren können.

Schon wieder ein Darmbuch!

Es ist über das Thema „Darm" bereits so viel geschrieben worden!

Dennoch drängen mich die Erfahrungen meines Praxisalltags mit ihren unzähligen, immer wiederkehrenden Fragen dazu, dieses Thema erneut aufzugreifen. Es berührt mich immer sehr, wenn ich sehe, wie wenig Aufmerksamkeit die Menschen ihrem Darm widmen und wie wenig Informationen über die grundlegenden Vorgänge des Körpers vorhanden sind. Schade!

Unser Darm ist unsere „Wurzel". Würden wir die Wurzeln eines Baumes ständig in Giften baden lassen, würde er absterben. Das leuchtet uns ein. Die Reflexion darüber, was wir mit unserem eigenen Darm und letztlich mit unserer Gesundheit tun, scheint uns dagegen überflüssig oder gar abwegig. Diese Haltung behalten wir meistens zumindest bis zu dem Zeitpunkt, an dem sich die ersten „Zipperlein" einstellen. Wir werden hier sehen, dass viele Erkrankungen die einfache Folge mangelnder Darmhygiene sind.

Vorwort

Wenn Menschen mir und zahlreichen Kollegen von ihrer Krankengeschichte berichten, z.B. von ihrer Allergie, dann hört man meist von diesen völlig überflüssigen Allergietests, die durchgeführt worden sind. Es sind so und so viele „Treffer" dabei gewesen. Man verordnete Desensibilisierungen, Antihistaminika, und man setzte hier sogar Kortison ein. Nur, das alles half nicht. In vielen Fällen kamen die Symptome nach wenigen Wochen wieder oder jeder erfolgreich unterdrückten Problematik folgte eine andere, tiefere und gefährlichere Erkrankung.
Von Dr. med. Reckeweg wurde sehr schön und eingehend beschrieben, wie bei jeder Unterdrückung die Saat für eine noch tiefere und schlimmere Erkrankung gesät wird, so dass es letztendlich zu Siechtum und zum „Ende" kommt.

Sicherlich braucht solch eine Entwicklung Jahre und möglicherweise, wenn Sie Glück haben, auch Jahrzehnte, aber seien Sie sicher: Sie kommt!

Es ist erstaunlich, wie selbst intelligente Menschen an den Ursachen ihrer Probleme vorbeidenken. Die Patienten überschütten ihren Körper mit belastender Ernährungs- und Lebensweise und wundern sich, dass das menschliche biologische „Werk" irgendwann nicht mehr funktionsfähig ist. Es werden noch dazu Präparate verschrieben, die verhindern, dass Symptome an die Oberfläche kommen. So können die Menschen den Frevel weiterführen. Man muss ein beträchtliches Maß an Betriebsblindheit besitzen, um sich an diesem Spiel zu beteiligen.

Ein Beispiel:
Alle kennen das Armaturenbrett eines Autos. Es gibt Autofahrer, die sich wenig um ihr Fahrzeug kümmern. Sie fahren und fahren und fahren. Eines Tages leuchtet die Öllampe auf.
Was würden Sie über einen Menschen denken, der über diese Kontrolllampe ein Pflaster klebt, um sie nicht mehr zu sehen und dann auch noch weiterfährt? Er ist verrückt, nicht wahr? Das leuchtet auch ein. Aber, was machen wir mit Antihistaminika, mit Antirheumatika, mit Kortison, mit Schmerzmitteln und Co.? Wir kleben ein Pflaster auf die Symptome. Keines dieser Präparate behebt auch nur im Geringsten die Ursache eines Problems.

Ich werde Ihnen in diesem Buch **nicht** die theoretischen Grundlagen der Funktion des Darms bis ins Kleinste erläutern. Zu diesem Thema wurde und wird, wie bereits erwähnt, schon viel Gutes von anderen geschrieben. Ich möchte Sie mit dieser Schrift lediglich aufwecken und ganz praktisch mit zwei **Basiswerkzeugen** für Ihre Gesundheit vertraut machen: Der Colon-Hydrotherapie und der „eiweißlosen" Diät – auch tiereiweißfreies Fasten genannt.

Wer mit diesen beiden Werkzeugen umgehen kann und verstanden hat, warum sie so wichtig sind, der **kann** nicht mehr krank werden!
Papier ist bekanntlich sehr geduldig, deshalb schreibe ich nicht nur, ich möchte auch mit meiner Person ein lebendes Beispiel für Sie sein.
Mein recht großes Arbeitspensum umfasst viele Praxisstunden, die Koordination unseres Naturheilzentrums, viele Fachvorträge und -publikationen, Kontakte im In- und Ausland etc. Das alles ergibt meist 14 Stunden täglich, Samstage und Sonntage bleiben nur selten „frei". Dazu lebe ich nicht wie ein Mönch und bin auch kein strenger Vegetarier – und dennoch funktioniert alles. Ich zeige Ihnen gerne, wie.

Dieses Buch umfasst drei Abschnitte

1. **Im ersten Teil** geht es um die Funktionsweise Ihres Darms. Sie erfahren, wie Allergien überhaupt entstehen, warum die Funktion der Organe sich im Alter verschlechtert, wie das Gewebe „versandet".

2. **Im zweiten Teil** lernen Sie die logische Konsequenz daraus: **Darmhygiene mit der Colon-Hydrotherapie.**

3. **Im dritten Teil** wird Ihnen die gesundheitlich beste Diät aller Zeiten mit ihren Hintergründen erklärt: **Die tiereiweißfreie Ernährung,** denn es nützt nicht viel, den Darm sauber zu machen, wenn man nicht weiß, wie man die erneute Belastung vermeiden kann.

Und als Bonbon wird Ihnen am Ende ein Gedankenanstoß gegeben, wie Sie **„ewig und gesund"** leben können. Diese Informationen werden in einem weiteren Buch demnächst noch vertieft werden.

Das bedruckte Stück Papier, das Sie jetzt in der Hand halten, ist ein **Arbeitsbuch,** in dem die Theorie nur gestreift wird. Sie sollen verstehen, warum Sie Ihren Darm sauber halten sollen und besonders, wie Sie das bewerkstelligen können. Einige Fragen werden sicherlich offen bleiben. Wir Naturtherapeuten – Ärzte oder Heilpraktiker – sind da, um Ihre Fragen gründlich zu beantworten.

Tun Sie etwas für Ihre Gesundheit! Warten Sie nicht, bis Ihr Körper völlig verschlackt ist und sich die Probleme einstellen.

> **Die heutige offizielle Medizin ist eine Makulatur-Werkstatt**

Die heutige offizielle Medizin ist oft nur eine Makulatur-Werkstatt: Es wird nicht repariert und schon gar nicht die Ursache behoben, nein, es wird nur überlackiert.

Die Naturheilkunde praktiziert die auf lange Sicht sinnvolleren und dadurch besseren Vorgehensweisen. Sie wird deshalb auch weiter existieren und ihren Platz behaupten, wenn endlich den jetzigen Methoden der Schulmedizin wieder der angemessene Stellenwert – nämlich brauchbar als Notfallmedizin – beigemessen wird.

Diese Aussage ist ohne jegliche Aggressivität, zum Wohl der allgemeinen Gesundheit:
Die heutige Schulmedizin ist die eigentliche Komplementärmedizin.

Was ich zeigen möchte

> Unser Stoffwechsel ist steuerbar! Sie können lange und gesund leben und dürfen dabei auch einige schöne Sünden begehen, die keine größeren Störungen zur Folge haben.
> „Wie lange möchten Sie leben?"
> Das Motto lautet also: „Sündigen mit Köpfchen."

Ich weiß sicherlich nicht alles. Wenn Sie mir ergänzende oder neue Gedanken und Ideen zu diesem Thema geben können, so freue ich mich.
Es ist mein ausdrücklicher Wunsch, dass die Gedanken aus diesem Buch verbreitet werden. Es geht mir insbesondere darum, dass so viele Menschen wie möglich darüber Bescheid wissen, wie einfach es ist, zu gesunden und gesund zu bleiben.

Es wird insgesamt vier Publikationen in dieser Serie geben:

Es geht um Ihre Knochen
Es geht um Ihren Darm
Es geht um eine Zukunft ohne Krebs
Es geht um Ihr Blut

Zuerst geht es dabei um die **Vorbeugung:** Die meisten Probleme sind nämlich hausgemacht und einfach vermeidbar.
Aber auch bei manifester Erkrankung können Sie erfahren, wie einfach und dennoch mächtig wirksam heute Naturheilkunde bzw. biologische Medizin ist. Damit möchte ich Alternativen aus den Sackgassen der heutigen chemischen Irrwege aufzeigen. Meine Bücher berichten aus dem täglichen Leben meiner Praxis und sind für den medizinischen Laien geschrieben.

Es gibt viel zu tun!
Alles Gute wünscht Ihnen

Jean-Claude Alix

TEIL 1
Darmhygiene und Colon-Hydrotherapie

Der Arzt und Forscher **Dr. Are Waerland** hat eine vergleichende Anatomie der Därme aufgestellt.
Er nahm dazu die Därme sämtlicher Tierarten unter die Lupe und notierte zudem den Speiseplan der entsprechenden Gattung.
Wir wissen, dass die Art der Nahrung eine enorme Bedeutung für die Tierwelt besitzt. Verschwinden wesentliche Teile der Nahrungsmittelkette, so bedeutet es meist für die Spezies das absolute Ende, das **Aussterben**.
Auch im Hinblick auf die Zeit steht der Aufwand für die Nahrungsbeschaffung an Position eins. Einige Tiere verwenden 80 % ihrer Zeit zur Nahrungssuche. Das sollten sich die Stadtmenschen „hinter die Ohren schreiben", die in Schnellrestaurants ihr Überlebenspaket hastig hinunterschlucken.
Als Waerland die Därme der Tierwelt untersucht hatte, tat er dies auch mit dem menschlichen Darm. Aus dessen Form, Säften und Funktionen schloss er logisch, für welche Nahrung dieser Darm wohl geschaffen wurde. Man höre und staune:

> **Der menschliche Darm ist für die Verdauung von tierischen Eiweißen ganz und gar nicht geeignet. Er ist für vegetabile Kost, also Obst, Gemüse, Wurzeln und Samen von Mutter Natur entworfen worden.**

Are Waerland stellte daraufhin seine Ernährung auf die optimale Kost um, und es geschah das Wunderbare: Dieser Mensch, der schwer krank war und der das 30. Lebensjahr nicht erreichen sollte, wurde dennoch 79 Jahre alt.

Dr. med. Emmet Densmore, der weltbekannte englische Arzt, wurde durch 30-jährige Versuche an Patienten mit Fleisch-, Getreide- und Früchtekost zu einem glühenden Verfechter der paradiesischen Kost. Er hat die Erkenntnisse eines Gustav Schlickeysen bestätigt, Teile aus dessen Hauptwerk „Obst und Brot" in sein Hauptwerk „Wie die Natur heilt" übernommen, darunter auch diese Tabelle, die er noch erweitert hat.

Densmore sagt: „Die nachstehende Tabelle beweist klar und eindeutig, jedem Kind verständlich: Der Mensch ist von Natur ein reiner Fruchtesser. In dem Maße, in dem er dieses Naturgesetz verletzt, wird er krank und seine Beziehungen zu seinesgleichen und seiner Umwelt geraten in Unordnung. Das ist das Geheimnis der meisten unserer körperlichen, seelischen, geistigen, wirtschaftlichen, sozialen und politischen Probleme."

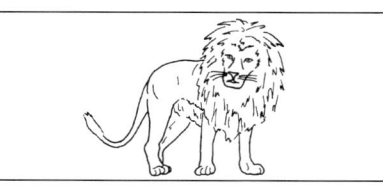

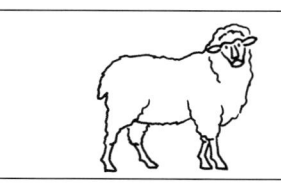

Fleischfresser	**Grasfresser**
(Karnivoren, Zonoplacentalie)	(Herbivoren, Indeciduat)
z.B. Löwe, Katze, Jaguar	z.B. Schaf, Rind, Pferd
Unentwickelte Schneidezähne	Sehr stark entwickelte Schneidezähne
Spitze Backenzähne	Faltenförmige Backenzähne mit Spitzen und Höckern
Zahnstellung: 5-8 | 6 | 5-8 5-8 | 6 | 5-8	Zahnstellung: 6 0 6 0 6 6 1 6 1 6
Wenig entwickelte Speicheldrüsen	Stark entwickelte Speicheldrüsen (besonders bei Wiederkäuern)
Speichel und Harn sauer	Speichel und Harn sauer
Bauchzitzen	Bauchzitzen
Grimmdarm glatt	Grimmdarm glatt und faltig
Leben von Fleisch	Leben von Gras, Kräutern und anderen Pflanzen

Densmore-Schlickeysen'sche Kostvergleichstabelle (Auszug)
(mit freundlicher Genehmigung von Herrn Norbert Moch, Hannover, www.NorbertMoch.de)

TEIL 1: Darmhygiene und Colon-Hydrotherapie

Allesfresser	Fruchtesser
(Omnivoren, Indeciduat)	(Frugivoren, Discoplacentalie)
z.B. Hyäne, Schwein, Hund	z.B. Gorilla, Orang-Utan, Schimpanse, Gibbon
Sehr stark entwickelte Schneidezähne	Starke Schneidezähne
Faltenförmige Backenzähne mit Spitzen und Höckern	Stumpfe Backenzähne
Zahnstellung: 8 1 2-3 1 8 8 1 2-3 1 8	Zahnstellung: 5 1 4 1 5 5 1 4 1 5
Stark entwickelte Speicheldrüsen	Stark entwickelte Speicheldrüsen
Speichel und Harn sauer	Speichel und Harn alkalisch
Bauchzitzen	Brustmilchdrüsen
Grimmdarm glatt und faltig	Grimmdarm zellenförmig
Leben von Fleisch, Aas, Pflanzen	Leben von frischen Früchten und Nüssen (Fruchtesser)

Fortsetzung: Densmore-Schlickeysen'sche Kostvergleichstabelle (Auszug)
(mit freundlicher Genehmigung von Herrn Norbert Moch, Hannover, www.NorbertMoch.de)

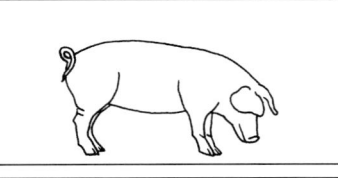

Dr. Franz Xaver Mayr war Arzt. Er war es – genau wie ich – leid, die Leute wegen aller möglichen Probleme zu behandeln. Er suchte nach der Wurzel aller Erkrankungen. Und er fand sie: im Darm. Er studierte die Darmfunktionen und die innerlichen und äußerlichen Verformungen des Körpers als Folge der Darmvergiftung. Unter Darmvergiftung verstehen wir den Zustand, in dem der Darm Dauerlagerstätte unserer Abfälle geworden ist. Er zeichnete die verschiedenen Bauchformen, die Veränderungen im Gesicht und am Rumpf auf und leitete daraus eine ausgeklügelte Hinweisdiagnostik ab. Darüber hinaus zeigte er therapeutische Wege auf, um diese Probleme zu beheben.

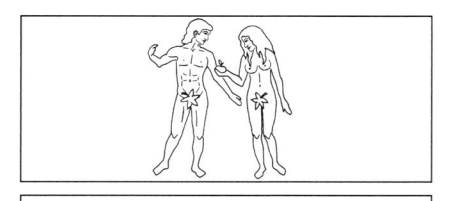

TEIL 1: Darmhygiene und Colon-Hydrotherapie

Der Mensch
(Discoplacentalie)
Starke Schneidezähne
Stumpfe Backenzähne
Zahnstellung: 5 I 4 I 5 5 I 4 I 5
Stark entwickelte Speicheldrüsen
Speichel und Harn alkalisch
Brustmilchdrüsen
Grimmdarm zellenförmig
Sollte von frischen Früchten und Nüssen leben! Homo sapiens vegetus lebt so und beweist durch seine Gesundheit, dass die Theorie stimmt!

Er heilte mit seiner Methode unzählige Menschen, die an völlig unterschiedlichen Erkrankungen der Leber, der Galle, der Niere, der Lunge, des Herzens und des Darmes litten. Das Buch von Dr. Rausch „Die Darm-Reinigung nach Dr. med. F. X. Mayr" hat bisher 38 Auflagen gehabt. Das hat seinen Grund – oder kennen Sie etwa eine andere allgemeine Therapie, die Besserungen ohne jegliche Nebenwirkung bei so vielen Indikationen zu verzeichnen hat? Ich nicht.

Dr. med. Norman Walker entwickelte ein Gerät zur Darmreinigung durch Wasser (Colon-Hydrotherapie). Er war einer der Menschen, die nicht nur geschrieben haben. Papier ist bekanntlich sehr geduldig, es biegt sich nicht, wenn Dummheiten darauf gekritzelt werden. Nein, Dr. Walker hat auch vorgelebt, was er verkündete. Er hat seinen Darm mittels Colon-Hydrotherapie mit kontinuierlicher Disziplin sauber gehalten und täglich frisch gepresste Gemüse- und Obstsäfte getrunken. Das Ergebnis lässt sich sehen: Dieser Mann, dem seine Kollegen verkündet hatten, er würde das 65. Lebensjahr nicht erleben, ist 116 Jahre alt geworden. Mit 113 hat er sein letztes Buch geschrieben, war also „fit wie ein Turnschuh". Solche Leute verdienen Ehre und Ruhm.

Unsere Medizin beliefert die Medienindustrie täglich mit scheinbaren Erfolgsmeldungen aus der Forschung. Leider sieht die Realität ganz anders aus. Mit der Chemie können weder die kleinen noch die großen Erkrankungen geheilt werden. Der Schnupfen dauerte bisher 7 Tage und dauert noch heute eine

TEIL 1: Darmhygiene und Colon-Hydrotherapie

Woche. 1950 starb jeder Achte an Krebs, heute jeder Dritte. Wo sind die Fortschritte? Nicht mal die Ausrottung der übertragbaren Erkrankungen kann dem technischen oder medizinischen Fortschritt gutgeschrieben werden. Sogar in Ländern, wo keine bzw. nur wenige Impfungen durchgeführt wurden, sind diese Erkrankungen verschwunden. Dr. Buchwald hat mit den unbestechlichen Zahlen der Landesämter für Statistik bewiesen, dass die geimpften Menschen mindestens so oft und meistens viel schwerer erkranken als die nicht geimpften. Also wo ist da der Fortschritt?

Wenn alles so schief läuft, sollte man zur Basis zurückkehren und die Richtung neu überdenken.

Unsere Basis liegt im Darm. Hier finder Sie die Wurzel zur Gesundung und zur Gesundheit.

Wenn Sie das befolgen, was in diesem Buch beschrieben ist, so können Sie alle neuartigen, mit großem Marketingaufwand betriebenen „Anti-aging-Programme" in die Mülltonne werfen! Sie werden auf ganz natürliche Weise alt und bleiben dabei gesund!
Dieses Buch versteht sich für Sie als Gebrauchsanleitung für Ihren eigenen Darm.

Ein bisschen Anatomie, um den Darm zu verstehen

Ich werde hier nur die Grundinformationen geben. Wenn Sie dieses Kapitel gelesen haben, können Sie verstehen, wie Allergien entstehen, warum Sie altern und... was Sie tun können, um es zu vermeiden!

Darmaufbau

Der menschliche Darm ist insgesamt etwa 8 Meter lang, also mehr als 4 mal so lang, wie wir groß sind. Es gibt auf Erden kein Tier, das, gemessen an seiner Körperlänge, einen solch langen Darm hat.

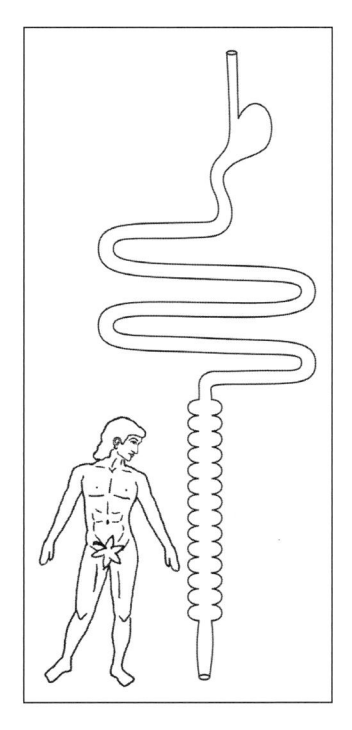

Es ist wichtig zu wissen, wie unser Körper entstand. Nur so können wir ihn verstehen und zu seinem Zweck zurückführen.
Der allerwichtigste Gedanke ist:

> **Wir sind das Ergebnis von Millionen von Jahren der Anpassung an unsere Umwelt.**

Nichts von unserer materiellen Natur ist entstanden ohne Notwendigkeit, ich möchte fast sagen, ohne Not bzw. Zwang. Alles hat einen Sinn, auch wenn wir ihn nicht immer gleich verstehen. Daher müssen wir alles benutzen, um diesen Daseinszweck zu erfüllen und uns wohl in unserer Haut fühlen zu können.

Vergleich Körperlänge/Darmlänge

TEIL 1: Ein bisschen Anatomie, um den Darm zu verstehen

Hier einige ganz grobe Zahlen, um die richtigen Verhältnisse ins Gedächtnis zu rufen:

- Vor etwa 600 Millionen Jahren haben Pflanzen angefangen, die Sonnenenergie besser umzuwandeln und die Photosynthese zu nutzen. Einige dieser Pflanzen, die Mitochondrien, sind mit den damaligen Vorfahren unserer Zellen eine Symbiose, also einen gemeinsamen Lebensweg zum Besten beider Seiten, eingegangen.
- Vor etwa 400 Millionen Jahren kamen unsere Ahnen ans Land und verließen nach ca. 1,4 Milliarden Jahren das Meerwasser.
- Erst seit ca. einer Million Jahre laufen wir aufrecht auf den Hinterläufen!
- Wann hat der Mensch zum ersten Mal Feuer gemacht? Man schätzt, dass es etwa vor 30.000 Jahren war.
- Wann hat er angefangen Fallen zu bauen und Pfeil und Bogen zu fertigen, um Tiere zu erlegen? Wie oft war er dabei erfolgreich?

Mit der Beantwortung dieser Fragen kann man eindeutig belegen, dass unser Darm nur mit Pflanzen, Beeren und Wurzeln gefüttert wurde. So spezialisierte er sich auf die Form, die Funktion und die Art der Verdauungssäfte, die er heute noch hat.

- Tierisches Eiweiß gab es in unserer Ernährung erst innerhalb der letzten 20.000 Jahre und wenn, dann nur ganz selten. **Damit hat das tierische Eiweiß evolutionsmäßig bei der Entstehung unseres Darms keinerlei Rolle gespielt. Das erklärt die fehlenden Enzyme und Verfahren, um sich von einer bis vor 50 Jahren niemals vorkommenden Übereiweißung zu schützen. Diese simple Tatsache erklärt die Entstehung aller sogenannten Zivilisationskrankheiten.**
- Bis zum Jahr 1900 **nach** Jesus Christus waren alle Nahrungsmittel unbelastet, weil es keine Chemie gab.
- Erst innerhalb der letzten 100 Jahre hat der Mensch seine Umgebung völlig geändert. Und dieser Wechsel, der im Kopf und in den Gedanken sehr einfach nachvollziehbar ist, kann von unserem Körper und insbesondere von unserem Darm nicht so schnell vollzogen werden.

> **Wir verlangen von unserem Darm Unmögliches:**
> **Wir verlangen eine Umkehrung von einer Milliarde Jahre**
> **Evolution innerhalb von 50 Jahren.**

Die Werbung geldgieriger Firmen erzählt uns und unseren Kindern, dass die Kuhmilch und das Fleisch und die Zuckerleckereien und fertige Nahrungsmittel gut seien...
Das ist leider irrsinnig und falsch und sogar sehr gesundheitsgefährdend.

Sie werden in diesem Buch verstehen lernen, wie die Allergie und die Verschlackung des Gewebes entstehen und daher auch alle sogenannten Zivilisationskrankheiten, die bei Naturvölkern völlig unbekannt sind. Dazu gehören die großen Geißeln unserer heutigen Zeit wie Thrombosen, Herzinfarkte, Zahnverlust, Krebs, Rheuma, Parkinson, Multiple Sklerose.
Sie werden hier eine kleine Anleitung bekommen zum **„ewig leben"** unter anderem mit Denkanstößen:

Wie entsteht und ersetzt sich die Materie?
Sind wir diese Materie?
Was ist und wo liegt denn der Bauplan des Lebens?

Gedanken und Hinweise rund um die Geburt

**Richtige, natürliche Darmflora als Grundlage für die Gesundheit
Oder: Was wir mit den Babies alles falsch machen**

Schon zum Zeitpunkt der Geburt greifen wir in die Natur ein, ohne uns über die Folgen unserer Handlungen im Klaren zu sein. Die Geburt ist – verglichen mit der Evolution – der Moment, in dem wir vom Meer ans Land ziehen. Das Baby hat im Mutterleib alle Formen unserer Entwicklungsgeschichte durchlaufen, vom Einzeller bis zum Menschen. Zum Beispiel haben wir im fünften Schwangerschaftsmonat sogar Kiemen!

Die Natur hat für alles gesorgt und hat im Laufe von Millionen von Jahren alles ausprobiert. Wenn ein Entwicklungsweg der Evolution sich nicht bewährte, so sind die Wesen ausgestorben. Unsere heutige Form mit allen Regulationsvorgängen, die wir nur zu einem Bruchteil kennen, ist das Endergebnis, die Quintessenz dieser Entwicklung. Wir sollen nur versuchen zu verstehen und zu unterstützen, aber nicht in ein Regelwerk eingreifen, das wir nicht überblicken.

Wenn ein Kind geboren wird, muss es natürlicherweise durch den Geburtskanal, eine Strapaze für Mutter und Kind. Dieser Ablauf wiederholt sich millionenfach und das seit Millionen von Jahren. Bei der Geburt wird die Vagina der Mutter strapaziert, der Kopf des Kindes verformt sich sogar. Meine eigene Tochter hatte direkt nach der Geburt eine Kopfform, als wäre sie im Windkanal entwickelt worden. Schön zu sehen, dass innerhalb von wenigen Stunden die runde Form wieder hergestellt ist. Im Geburtskanal haben die Lippen und die Schleimhäute des Kindes **direkten Kontakt mit der Wand der mütterlichen Scheide.** Auf diese Weise wird das Kind mit den ersten Bakterien auf natürliche Weise infiziert, die Laktobazillen der Vaginalflora sind die ersten Bewohner des kindlichen Darmes – und gerade das sind die **einzigen** Bakterien, die das Kind für die nächsten drei Monate braucht. Bei einer Geburt durch Kaiserschnitt bleibt z.B. dieser Sachverhalt völlig unbeachtet. Außerdem sollten Sie wissen, dass ein Kaiserschnitt eine regelrechte Operation ist, die genauso gehandhabt wird wie alle Operationen. Der Patient bekommt eine mächtige Portion Antibiotika, damit Entzündungen von vornherein unterdrückt werden. Nur ist hier der Patient eine gebärende junge Mutter. Nicht nur sie bekommt die Antibiotika, sondern das Kind bekommt seine Ration mit. Und so passiert es, dass das Baby noch nicht ganz geboren ist und schon voller chemischer Gifte! Willkommen auf der Erde! Mein Rat ist: Gebären Sie bitte zu Hause. Hebammen sind dazu da, Sie zu unterstützen. Das sind erfahrene, einfühlsame und gut ausgebildete Frauen. Und bedenken Sie, dass bis vor ein paar Jahrzehnten alle Kinder zu Hause geboren worden sind, Ihre Großmutter sicherlich auch. In Holland gebären heute noch 75 % der Frauen zu Hause. Lassen Sie sich nicht einreden, es wäre gefährlich. Die größeren Gefahren lauern eindeutig im Krankenhaus.

Die Milch schießt nicht sofort in die mütterliche Brust ein, es können bis zu zwei Tage vergehen. Das Kind ist dafür gewappnet und kann diese Zeit problemlos überstehen. Es kann dann die wunderbare erste Milch in sich aufnehmen und ist in der Lage, sie durch die Laktobazillen problemlos zu verdauen. Innerhalb der ersten drei Monate kommt das Kind unweigerlich mit anderen Keimen in Berührung, die es für die Verdauung der nächsten Nahrung ausrüsten. Die Natur hat alles vorbereitet, alles kommt zur rechten Zeit.

Was wir heute oft falsch machen
Eine Entbindung mit der ständigen Überwachung durch Apparate und Symptommedizin anstelle des Vertrauens in die eigene Kraft ist, wie die Schulmedizin im Allgemeinen, leider und oft aus Unkenntnis gewöhnlich die erste Wahl.
Die herrschende Meinung ist, wir könnten alles besser als die Natur. Wir geben heute in vielen Fällen unsere Verantwortung an die Medizin ab. In der trügerischen Hoffnung, alle Probleme seien ausgeschaltet oder könnten verhindert werden, finden in Deutschland zum Beispiel fast alle Geburten im Krankenhaus statt. Kinder werden oft per Kaiserschnitt „herausgeholt", weil man verlernt hat, wie eine Geburt zu leiten ist. Für eine Mutter, die sich selbst vertraut, und mit einer erfahrenen Hebamme ist selbst die Entbindung eines Kindes mit Steißlage in den meisten Fällen zu bewältigen – oder

eben auch verantwortungsbewusst abzugeben. Dass es auch so wunderbar funktioniert, zeigen uns unsere holländischen Nachbarn, dort entbinden fast 75 % der Frauen zu Hause. Wir brauchen an dieser Stelle nicht über die Länder zu sprechen, in welchen die Geburten in das tägliche Leben völlig integriert sind. Das würde hierzulande nicht verstanden werden. Schwangerschaft und Geburt sind keine Krankheiten. In unserer Bundesrepublik wird die Angst geschürt, und es „muss" alles im Krankenhaus passieren, obwohl tatkräftige Unterstützung angeboten wird, z.B. durch den „Bund freiberuflicher Hebammen Deutschlands e. V." (41748 Viersen, Tel.: 02162/35 21 49).

Das Horrorszenario hört nach der Geburt des Kindes nicht auf und findet in vielen Fällen so – oder ähnlich – seine Fortsetzung:
Ist das Kind im Krankenhaus gerade geboren, so „schont" man die Mutter. Grundsätzlich ist dieser Gedanke ein guter. Das Kind wird also für die Nacht in einen anderen Raum gebracht, zu den anderen Neugeborenen. In einem Krankenhaus in meiner Nähe hat man sogar für diesen Raum ein „weltweit einzigartiges elektronisches Schutzsystem" entwickelt, mit einem kleinen Sender am Fuß des Kindes, der mit einem Monitor verbunden ist. Damit wird ein „optimaler Schutz vor Entführungen" geleistet! So verkabelt verbringt der neue Erdenbürger seine erste Nacht, getrennt von der Wärme seiner Mutter. Unsere Gesellschaft ist krank und überträgt leider zerstörerische Gedanken auf Wehrlose.

Stellen Sie sich diese Situation vor. Neun Monate lang sind Sie im Mutterleib geschaukelt worden. Es ist Ihr Nest, Ihre gesamte Welt. Nichts anderes gab es für Sie. Sie haben mit Mutti alle Ereignisse erlebt. Sie haben gespürt, als sie sich freute, als sie traurig war, als sie Angst hatte. Jetzt haben Sie gerade das Allerschwierigste in diesem Leben vollzogen, Ihre eigene Geburt. Die nächste vergleichbar schwere Situation wird Ihr eigener Tod sein. Und kaum sind Sie draußen, so werden Sie angepackt, gewaschen, gewogen... und sehr oft direkt von Ihrer Mutter getrennt. Wer gehört hat, wie Menschen unter Hypnose von ihrer Geburt erzählen, der bekommt eine ganz andere Sicht und viel Respekt für das kleine Lebewesen.

Zurück zum Klinikalltag: Ein schreiendes Kind im Säuglingszimmer könnte dazu führen, dass alle anderen Kinder geweckt werden und dass alle dann schreien. Um das zu verhindern, werden die Kinder mit einer Zuckerlösung „gestillt". **Und so nimmt das Schicksal seinen Lauf.** Raffinierter Zucker hat in einem neuen Darm nichts zu suchen. Er „verbrennt" regelrecht die Schleimhaut des Verdauungstraktes und erzeugt eine Überreizung, deren Symptome sofort oder später an der Haut wiederzufinden sind. Der Darm ist auf diesen „chemischen Angriff" nicht vorbereitet. Raffinierten Zucker gibt es in der Natur nicht.

Wenn wir bedenken, dass sich im Darm 80 % unserer Immunabwehr (Peyer´sche Plaques) befinden, so verstehen wir, dass **auch** diese in Aufruhr gebracht wird. Hiermit haben wir die zwei Grundvoraussetzungen für allergisches Geschehen erfüllt: Eine Überreizung/Vergiftung und eine gezielte Entgleisung der Immunabwehr. Zusätzlich wissen wir, dass überreizte Zellen eine Unmenge an Säure produzieren. Somit wird der lang anhaltende saure Darm-pH-Wert erklärbar.

Wenn wir uns nun darauf besinnen, dass jede unserer Zellen ein Individuum mit Empfindungen ist – Rudolf Steiner hat das sehr schön beschrieben – so verstehen wir, dass wir auf die beschriebene Weise nicht nur das Immunsystem eines Kindes mit einer Überempfindlichkeit für das gesamte Leben prägen.

Die Folgen
Bei Kleinkindern mit Neurodermitis hört man von den Eltern im Praxisalltag immer dasselbe – und es ist deprimierend! Entweder haben die Kinder während der ersten Tage eine Zuckerlösung oder Antibiotika verabreicht bekommen. Auch wenn der Mutter während der Schwangerschaft Antibiotika verordnet wurden, ist es nicht besser. Kaiserschnittkinder vertragen solche Strapazen noch weniger.

Wie hilft man?
Es ist immer einfacher, ein Problem zu vermeiden, als es nachträglich zu reparieren.
Während der Schwangerschaft ist es von Vorteil, wenn die Mutter Laktobazillen einnimmt, wie zum Beispiel LGG-Kapseln (Infektopharm) und die „eugenische Kur" durchführt. Diese Vorgehensweise ist grundsätzlich empfeh-

lenswert, unabhängig davon, ob Schwierigkeiten in der Familie vorlagen oder nicht.

Beim Kind muss zuerst der Darm-pH-Wert wieder normalisiert werden. Das tun wir mit einem „Mini-Klistier": Auf eine 20-ml-Spritze wird Wasser gezogen, in dem je eine gute Messerspitze **Merlins Pulver** (Basenpulver, siehe Anhang) und **Drüfusan** (Elektrolytenmischung von Syxyl) aufgelöst wurde. Das Klistier wird kurz vor dem Schlaf rektal, also in den Darm, appliziert. Nach einer Woche gibt man dem Kind zusätzlich jeden zweiten Tag eine Phiole (1 ml) **Mutaflor** (Coli-Bakterien) als Suspension. Das Mutaflor kann oral eingenommen oder auch in die „Mini-Klistier-Spritze" gemischt werden.

Musste die Mutter abstillen, so ist im Hinblick auf Kuhmilchprodukte Vorsicht geboten, sie lösen sehr oft allergische Reaktionen aus. Es gibt inzwischen Produkte auf Ziegenmilchbasis wie z.B. **Bambinchen 1 und 2** (Firma „Blauer Planet", siehe Anhang), die wesentlich verträglicher sind. Dennoch ist Muttermilch – ganz klar – schier unersetzlich.

Später ist es sehr von Vorteil, die Babynahrung selbst herzustellen. Es gibt tatsächlich Leute, die fertige Gläschen kaufen! Die erste Industrie-Fertignahrung für Kinder!
Merken Sie sich: Alles, was in Dosen und in Töpfchen verkauft wird, beinhaltet kaum noch Leben. Der Chemiker wird Ihnen sagen, wie viele Vitamine darin noch enthalten sind, hat aber leider keine Messskala für Vitalstoffe bzw. für „Leben".

Dabei ist es so einfach!
Haben Sie „etwas", was Ihnen näher, lieber, wichtiger wäre als Ihr eigenes Kind? Warum sollte Ihr Kind also frische Kost entbehren? Sie ist – natürlich neben Ihrer fürsorglichen Zuneigung und Herzenswärme – das größte Geschenk, das Sie Ihrem Kind angedeihen lassen können. Das bisschen Aufwand sollte man schon dankend in Kauf nehmen.

Hierfür eignet sich eine Saftpresse (wie z.B. die OSCAR Saftpresse, siehe Anhang) deswegen hervorragend, weil sie die Gemüse nur ganz langsam (hier mit nur 75 Umdrehungen pro Minute) zermalmt und deren Lebenssubstanz schonend extrahiert. Die Wirkung dieser sanften Vorgehensweise können Sie in meinem Buch „Es geht um eine Zukunft ohne Krebs" lesen. Den hiermit gewonnenen Gemüsebrei Ihrer Wahl können Sie mit ein wenig Kartoffelpüree vermischen und können damit Ihrem Kind eine wunderbare, abwechslungsreiche und natürliche Ernährung angedeihen lassen.

Kuhmilch oder Ziegenmilch?
Zuerst ist eines ganz sicher: Die Natur hat **nichts** anderes vorgesehen als Frauenmilch für unsere Kinder. **Alles** andere ist ein **Krampf. Kein** anderes Tier auf der Erde nimmt die Milch einer anderen Spezies.

Noch vor 100 Jahren wären Eltern fast gesteinigt worden, wenn sie ihren Kindern Kuhmilch gegeben hätten. Der normale Menschenverstand sagte uns einfach noch, dass diese Milch nur für das Kalb vorgesehen ist und Menschenkinder keine Kälber sind.
Wenn eine Mutter nicht stillen konnte, was die absolute Ausnahme war (und ist!), so wurde eine Amme engagiert. Kennen Sie heute eine Amme? Nein, es wird Milchpulver in Wasser aufgelöst und in Flaschen gefüllt, die vorher mit Chlorlösungen „desinfiziert" wurden. Das Ganze hat den Stempel eines gekauften Lebensmittelchemikers als „hypo-allergisch" und wird dem wehrlosen Baby eingeflößt.

Diese Firmen haben sogar versucht, den afrikanischen Kontinent als neuen Markt zu erobern. Sie haben Milchpulver für Kinder per Flugzeug transportiert und an die schwarzen Mütter mit viel Werbung verteilt. Die erste Ladung war kostenfrei unter dem Motto „Wir helfen den armen kleinen Negerlein". Als die Milch ein paar Wochen später aufgebraucht war, hatten die Schwarzen allerdings kein Geld, um Nachschub zu kaufen und leider abgestillt. Manches Kind ist dabei vor Hunger gestorben.

Unter den „schlechten" Ersatzmöglichkeiten gibt es allerdings anscheinend doch weniger Probleme mit Ziegenmilch als mit Kuhmilch. Viele Kinder, die mit Kuhmilch neurodermitische Hauterscheinungen aufweisen, reagieren **nicht** auf Ziegenmilch.

TEIL 1: Gedanken und Hinweise rund um die Geburt

Theorien sind allerdings völlig unwichtig und sogenannte klinische Studien nicht gefragt. Erstens werden diese Studien von der Industrie bezahlt und zweitens ist nur **eines** wichtig: Die Praxis und deren **Ergebnisse.**

Zweiter Punkt: Die sogenannte Notwendigkeit von tierischen Proteinen in der Babynahrung ist frei erfunden. Wir haben heute die Möglichkeit, „Milch" aus Getreide (z.B. Hafer) oder Soja herzustellen. Damit erübrigt sich diese Problematik. Den Kindern fehlt dabei nichts. Die Ernährung sollte aber so abwechslungsreich sein wie möglich.

Letzter Punkt: Der **einzige Richter** über die Entscheidung, ob diese oder jene Milch die richtige ist, ist **der Körper des Kindes.** Innerhalb einer Woche sieht man, ob diese Nahrung dem Kind bekommt oder nicht, und **egal, um welche Milch** es sich handelt, so soll sie aus dem Speiseplan herausfliegen, wenn das Kind darauf allergisch reagiert.

So einfach ist Medizin. Wir brauchen darüber keine Diskussion.

Der interessante Fall
Der kleine Tim ist 18 Monate alt und leidet seit dem zweiten Lebensmonat an einer ausgeprägten Neurodermitis am ganzen Körper. Beim ersten Erscheinen in unserer Praxis waren seine Ärmel- und Hosenbündchen mit Tesakrepp zugebunden, damit er sich nicht kratzen konnte. Er hat kurz nach der Geburt im Krankenhaus eine Zuckerlösung bekommen. Seine Mutter konnte nach eigener Darstellung nicht stillen, somit bekam er Kuhmilch-Babyprodukte. Da die Problematik schulmedizinisch nicht beherrscht wurde, verabreichte man Kortison, und der Mutter sagte man, Neurodermitis sei unheilbar.

In unserer Praxis erhielt Tim zuerst eine Ampulle Cortison-Injeel zu trinken, um das Gift auszuleiten, dann bekam er jeden Abend ein Mini-Klistier mit Drüfusan und Merlins Pulver und zusätzlich einmal pro Woche oral den Inhalt einer Kapsel Utilin schwach, um die Immunabwehr zu stärken.
Da die Symptomatik sich immer nachts verschlimmerte, stellten wir für Tim ein Komplex-Homöopathikum zusammen, bestehend aus Hyoscyamus D4, Graphites D2, Kava-Kava D4 (Ja, Sie haben richtig gelesen: Kava-Kava, ei-

ne Super-Pflanze!), Okoubaka D2 und Arnica D2. Die Mutter berichtete, dass er nach der Einnahme von zehn Tropfen abends super schlafen kann. Anschließend bekam er rektal Mutaflor Suspension und nach zwei Monaten Neythymun oral. Es geht dem kleinen Tim heute sehr gut. Meine schwierigste Aufgabe als Behandler war, seine Mutter davon zu überzeugen, die Kuhmilchprodukte wegzulassen. Die Werbung hatte ihr suggeriert, es sei gut für die Entwicklung des Kindes. Die Realität ist leider anders als die Werbung. So gut funktioniert es natürlich nicht immer. Diese Therapie ist eine rein biologische Therapie. Es gibt Fälle, die diesen Rahmen sprengen, wo die Ursachen anderswo liegen und dann oft im psychischen Bereich. Dennoch ist es immer einen Versuch wert. Wenn die Biologie stabiler wird, so sind wir dem gesunden Zustand sicherlich näher.

Wenn in Ihrer Familie ein Kind geboren wird, so sorgen Sie dafür, dass es in den ersten Wochen Coli-Bakterien (z.B. einige Tropfen Mutaflor-Suspension) bekommt. Es ist das beste Geschenk, das Sie ihm geben können und garantiert quasi eine robuste Gesundheit. Wurde das Kind per Kaiserschnitt geboren, empfiehlt es sich, zusätzlich ein paar Laktobazillen zu geben. Hierfür hat Ihr Apotheker entsprechende Präparate parat.

Montag, 31. Januar 2001

Öko-Test gibt Gemüsebrei für Babys schlechte Noten

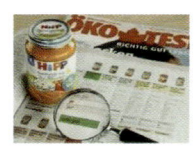

Frankfurt/Main – Gemüsebrei aus dem Gläschen für Babys ist einer „Öko-Test" Studie zufolge nur eingeschränkt empfehlenswert.

In allen der insgesamt 15 getesteten Produkte wurden Spuren von Schadstoffen gefunden, berichtet die Zeitschrift.
Dazu gehörte zum Beispiel der Stoff Semicarbazid, der sich im Tierversuch als schwach Krebs erregend und erbgutschädigend erwiesen habe. Er wurde bei einem Großteil der Breie im Deckel und bei zweien im Produkt selbst nachgewiesen.

Es geht absolut nicht darum, hier eine Firma zu loben oder eine andere anzuprangern. Es geht darum zu verstehen, dass **keine Firma der Welt natürliche Nahrung herstellen kann.** Nur Mutter Natur kann so etwas zaubern!

Alles andere **muss** konserviert werden, auch wenn es „nur" sterilisiert bzw.

Fertige Nahrung ist für Kleinkinder schlecht!

pasteurisiert wird. Wir wissen doch, dass Konservenessen nicht gesund ist. Das ist nicht neu! Warum geben wir das unseren Babys? Und dazu kommt noch die ganze Chemie.
Es sieht heute so aus, als könne man Kleinkinder ohne diese Töpfchen nicht ernähren! Wie haben es unsere Großmütter gemacht?

Wenn wir schon über Neugeborene sprechen, so möchte ich nicht versäumen, eine Methode zu empfehlen, die in der Lage ist, Probleme zu vermeiden, bevor sie entstehen:

Die Eugenische Kur

Wir wissen, dass einige wenige körperliche Dispositionen nicht erworben sind, sondern „ererbt" wurden. Es besteht ein Streit verschiedener Denkrichtungen darüber, wie diese Übertragung tatsächlich erfolgt.
Die genetische Information überträgt sicherlich nicht direkt eine Krankheit, daher muss auch die Euphorie über die Gentechnologie relativiert werden. Die Gentechnologie wird uns viel weniger Gutes bringen als wir erhoffen, dafür aber eine Menge neuer Probleme.
Neigungen zu Krankheiten können in Form von Organschwächen genetisch übertragen werden. Auch weiß man, dass die Tuberkulose unter Umgehung der Genetik auf die nächste Generation übertragen wird.
Die Arbeiten von Prof. Enderlein und vielen anderen haben eindeutig gezeigt, dass über mehrere Generationen Krankheitsneigungen entstehen, die als „paratuberkulös" bezeichnet werden, wenn Versuchstiere mit Urkeimen der Tuberkulose konfrontiert werden. Warum sollte das nicht auch für andere Erkrankungen gelten?

Durch die Einnahme verschiedener homöopathischer Mittel versucht man mit der Eugenischen Kur, eben diese Überlieferungswege von Generation zu Generation zu löschen oder abzuschwächen. Die Eugenische Kur wird seit Jahrzehnten bei Schwangeren durchgeführt. Es gab niemals den Anlass zum Verdacht, dass ein negativer Nebeneffekt entstanden wäre. Ich selbst habe meiner Schwester bei der zweiten Schwangerschaft diese Kur verabreicht. Ihr erstes Kind hatte bereits im Säuglingsalter eine Neurodermitis entwickelt. Ihr zweites Kind – mein Patenkind – erfreut sich bester Gesundheit und hat mit seinen jetzt zehn Jahren weder ähnliche noch andere gesundheitliche Probleme erfahren. Beim dritten Kind war die Euphorie groß und die Probleme des ersten vergessen, also wurde nichts getan, und prompt stellten sich wieder kleine Schwierigkeiten ein. Dies deckt sich mit der Erfahrung vieler Familien.

Eugenische Kur/Einnahmeschema:

Es wird jeweils **eine einzige Gabe** von fünf Globuli der jeweiligen Substanz eingenommen, am besten abends vor dem Schlaf oder morgens nüchtern unter der Zunge zergehen lassen.

Psorinum	C 200	im 3. Schwangerschaftsmonat
Luesinum	C 200	im 4. Schwangerschaftsmonat
Medorrhinum	C 200	im 5. Schwangerschaftsmonat
Tuberkulinum	C 200	im 6. Schwangerschaftsmonat
Sulfur	D 200	im 7. Schwangerschaftsmonat

Da sogar die kleinsten Packungen sehr viele Globuli beinhalten, können Sie das Rezept und die Globuli nach Gebrauch an die nächste Schwangere weitergeben. Sie tun Eltern und Kind etwas sehr Gutes.
Früher war es Brauch, auf der Treppe der Kirche nach der Trauung den Brautstrauß in die Menge zu werfen. Diejenige, die ihn fangen konnte, sollte eine gute Chance auf eine Heirat innerhalb eines Jahres haben. Na ja, ...es gibt also, wie wir sehen, noch andere Möglichkeiten, etwas weiterzugeben. Verschenken Sie doch den Rest Ihrer Eugenischen Kur.

Lassen Sie sich bitte darüber hinaus von erfahrenen Hebammen und Naturheilkundlern beraten. Insbesondere sind Themen wie homöopathische Geburtsvorbereitung, Vermeidung von Fehlern im Krankenhaus (Zuckerlösung an das Neugeborene etc.) sowie Sinn und Unsinn von Impfungen für Sie und für die neue kleine Persönlichkeit von größter Wichtigkeit. Denken Sie auch darüber nach, Ihr Kind zu Hause zur Welt zu bringen. Milliarden von Menschen, Millionen von Generationen haben es getan. Es ist völlig natürlich, in Ihrer Umgebung ohne medizinischen Geburtsstress und Übereifer zu gebären. Gönnen Sie es sich und Ihrem Kind.

Informative und energetische Medizin: Hilft die Homöopathie?

Es gibt bezahlte Pseudo-Wissenschaftler, die behaupten, Homöopathie hätte keine Wirkung, weil homöopathische Heilmittel keine Materie beinhalten. Zuerst könnten diese Lehrlinge der Medizin mit einer Spektral-Analyse sich davon überzeugen, dass eine C200-Dilution immer noch die gleichen Frequenzen aufweist wie die Ur-Tinktur. Zweitens ist die Frage zu beantworten, woher die Idee der Molekül-Bildung kommt. Bevor ein Molekül, bevor Materie überhaupt entsteht, **muss es einen Plan geben,** wonach sie gebildet wird. Daher sind die sogenannten „energetischen" oder „informativen" Therapien den materiellen langfristig überlegen. Das gilt u.a. für Akupunktur, Homöopathie, Magnetfeld-Therapie und sogar Geistheilung, wenn die Therapeuten ihr Handwerk verstehen und beherrschen.
Eine Beurteilung dieser Therapieformen durch einen Chemiker hat genauso viel Wert wie die Beurteilung der Marsmission durch einen Affen. Im Übrigen, wussten Sie, dass die Kosmonauten von der Bodenstation ständig diagnostiziert und vorsorglich therapiert werden, indem die schwächelnden Meridiane ihres Körpers mit Hilfe von Magnetfeld-Resonanz-Therapie energetisiert werden? **Das ist Medizin der Zukunft.** Da wird kein Päckchen „eilige Arzneimittel" ins All geschickt. Es gibt hier keine chemische, keine „Molekül-Therapie"!

Am 5. November 2005 habe ich in Chemnitz anlässlich eines Krebsvortrags folgenden Satz ausgesprochen:

TEIL 1: Gedanken und Hinweise rund um die Geburt

> **Heute am 5. November in Chemnitz, erkläre ich die Ära der Zellularpathologie nach Dr. Virchow für überholt und beendet.**

Dr. Virchow war die Leitfigur, die die Erfahrungsmedizin durch die Experimentalmedizin ersetzt hat. Das angesammelte Wissen von Jahrtausenden medizinischer Praxis warf er über Bord.

Da allerdings ein Experiment die Wirklichkeit niemals auch nur annähernd erfassen kann, sind alle sogenannten wissenschaftlichen Beweise völlig wertlos. Das erklärt die Sackgasse, in welcher sich die heutige universitäre Medizin befindet. Leider muss die Bevölkerung darunter leiden, deren Geld durch die Krankenkassen für Maßnahmen veruntreut wird, die von den Betroffenen, wie jede statistische Umfrage bestätigt, nicht erwünscht sind.

Internet, 29. September 2004

Mediziner: Kinder werden immer dicker

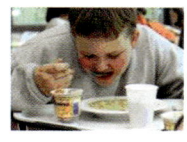

Jena/London – Deutschlands Kinder werden immer dicker. Schon ein Viertel aller Kinder und Jugendlichen sei übergewichtig.

Viele hätten später mit Diabetes, psychischen Störungen oder Problemen mit Knochen und Gelenken zu kämpfen. Viele dicke Kinder sterben nach Expertenerkenntnis wegen schwerer Gesundheitsprobleme im Erwachsenenalter noch vor ihren Eltern.
Colin Waine, Direktor des nationalen Übergewichtsforums in Großbritannien, sagte, übergewichtige Kinder hätten ein um bis zu 20 Prozent höheres Krebsrisiko als schlanke Erwachsene.

Fast-Food gefährdet die Gesundheit unserer Kinder

Eine Desaster-Prognose stellte Colin Wayne in Großbritannien. **Zum ersten Mal in der Evolution der Menschheit hat die neue Generation alle Chancen, noch vor ihren Eltern zu sterben.**
Herzinfarkte, Schlaganfälle, Diabetes sind die Erkrankungen, die massiv auf uns zukommen und Folge-Erkrankungen wie zum Beispiel Krebs nach sich ziehen. 2004 gab es in Deutschland das erste Kind mit der Diagnose Alterdiabetes im Alter von sage und schreibe fünf Jahren!

TEIL 1: Gedanken und Hinweise rund um die Geburt

13 goldene Regeln, um gesunde Kinder zu bekommen:

1. Vor und besonders während der Schwangerschaft für vorbildliche Ernährung sorgen. Das Motto heißt: Alles frisch vorbereiten, viel Obst und Gemüse, Reis, Nudeln, Kartoffeln und Brot. Mindestens 30 % Rohkost, je mehr desto besser. Keine Konserven, keine Fertignahrung, keine Mikrowellenkost, keinen Zucker. Kaum frisches Eiweiß, wenn es geht, gar keines. Einmal Fisch pro Woche könnte man gerade noch als gute Ernährung gelten lassen.
2. Nicht rauchen!
3. Keine Antibiotika und generell keine chemischen Medikamente während der Schwangerschaft.
4. Eugenische Kur durchführen.
5. Während der letzten vier Schwangerschaftswochen und während der Stillzeit Lactobazillen-Präparate (ohne Jogurt) als Nahrungsergänzungsmittel täglich einnehmen.
6. Kein Kaiserschnitt, außer bei Lebensgefahr für Mutter und Kind.
7. Gebären Sie, wenn es geht, zu Hause oder in einem Geburtshaus, in jedem Fall da, wo die Hebammen das Sagen haben.
8. Kein Fluor für Kinder!
9. Keine Zuckerlösung für das Neugeborene!
10. Keine Vitamin-K-Prophylaxe!
11. Stillen Sie Ihr Kind mindestens drei Monate. Sechs Monate wäre besser.
12. Keine Fertignahrung für das Kind.
13. Überlegen Sie es sich mit den Impfungen gut. Aus Erfahrung und durch logisches Denken bin ich völlig dagegen. Impfungen sind einer der größten Irrtümer der „modernen" Medizin. Jedenfalls rate ich Ihnen, die ersten zwei Jahre abzuwarten, bevor Sie Ihre Kinder – wenn überhaupt – impfen lassen. Keine Impfung bei kranken Kindern durchführen, auch nicht bei einem leichten Schnupfen.

TEIL 1: Gedanken und Hinweise rund um die Geburt

Die Kinder sind nicht schuld. **Wir** sind schuld. Wir opfern die Gesundheit unserer Kinder dem Profit der Großunternehmen der Nahrungsmittelindustrie.

DONNERSTAG 19. MAI 2005

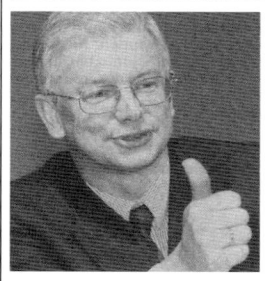

INFO

Fan von Fast Food

(Mc) Verblüffung bei der Ess-Station mit dem gelben „M" auf dem Dach: Zwei VW-Prachtkutschen „Phaeton" rollen heran. Sicherheitsleute, Fahrer, Referent, Journalist und Roland Koch steigen aus. Koch geht (und fährt) meilenweit für einen dicken **Hamburger mit Cola**. Der Ministerpräsident bestellt für alle. Man setzt sich und mampft mit Behagen. Koch ist satt und zufrieden. Merke: Ein leerer Magen wahlkämpft schlecht.

Daumen hoch für **dicke Burger:** Hessens Ministerpräsident Koch. FOTO: AP

Solange unsere Politiker die Tragweite der Ernährung nicht verstehen, wird sich die Gesundheit der Bevölkerung nicht verbessern.

Es geht um Ihren Darm

Darmsanierung, was ist das?

Unter dem Begriff Darmsanierung verstehen viele Menschen ganz unterschiedliche Vorgehensweisen. Ich möchte hier die Quintessenz aus 15 Jahren sehr erfolgreicher Therapie vorstellen.
In dieser Zeit haben wir sehr viele Darmkranke und Allergiker, insbesondere viele Neurodermitiker, in unserem Naturheilzentrum behandelt. Unsere Erfolgsrate liegt bei über 80 %. Ich spreche hier nicht über Remissionen von einigen Wochen, die sonst oft als Erfolg verbucht werden. Ich spreche über vollständige Heilungen. Also vergessen Sie das Märchen, Neurodermitis sei genetisch bedingt und unheilbar. Hüten Sie sich vor der Verabreichung von Kortison. Dieses Medikament ist ausschließlich für die kurzfristige Behandlung schockähnlicher Zustände geeignet und angemessen. Mittel- und langfristig bringt es mehr Unheil als Besserung. Auch Kortisonsalben sind nicht harmlos und niemals in der Lage, ein Problem zu lösen, sprich eine Krankheit zu heilen.
Eine Darmsanierung besteht bei uns im Naturheilzentrum Buchweizenberg aus mindestens drei Komponenten:
- der Vorbereitung des Milieus Darm,
- der Entgiftung mittels Colon-Hydrotherapie
- und dem notwendigen Aufbau der Darmflora.

Diese Sanierung alleine würde allerdings auf Dauer keine bleibenden Erfolge bringen. Es hat einen Grund gehabt, dass sich Schwierigkeiten eingestellt haben. Wenn Sie Ihre Lebensweise und insbesondere Ihre Ernährung nicht umstellen, so wird sich dieselbe Problematik über kurz oder lang wieder zeigen. Kurzfristig sind Zuckerverzicht und eiweißlose Diät die richtigen Werkzeuge, langfristig sollten Sie Ihre Ernährung und Lebensweise umgestalten. Sie brauchen allerdings nicht als Mönch durch die Zeit zu reisen. Machen Sie zunächst diese Umstellung nur für begrenzte Zeit. Genießen Sie zwischendurch das gelegentliche „Sündigen" richtig, und büßen Sie danach ein wenig. Der Rest wird sich von alleine einstellen.

Vorbereitung

Im akuten Fall muss man zuerst das Milieu „Darm" an sich verbessern. Der Bauer bereitet den Boden vor, bevor er den Samen in die Erde bringt. Wir tun es auch.
Die Darmumgebung ist von mehreren Faktoren abhängig. Die zwei wichtigsten sind der pH-Wert, also der Säure/Basen-Haushalt, und die Elektrolyte. Beide sind bekanntlich entgleist, wenn der Darm nicht mehr so recht funktioniert.

Säuren/Basen

Entgleisungen sind leider immer in Richtung Übersäuerung zu verzeichnen. Stuhluntersuchungen bestätigen es. Kurzfristig und ganz besonders für die Zeit der Behandlungsfolge müssen wir daher dem Körper und besonders dem Darm Basen zuführen. Langfristig kann ich auch hier nur eine Umstellung der Nahrungsaufnahme empfehlen.
Ich höre in der Praxis sehr oft den Einwand: „Die Verdauung klappt wunderbar, jeden Morgen kann ich mich problemlos entleeren." Es ist nicht einfach zu erklären und zu argumentieren, aber die tägliche Entleerung ist absolut keine Garantie für einen sauberen und vor allen Dingen in jeder Hinsicht funktionsfähigen Darm.

Elektrolyte

Alle Darmschwierigkeiten bringen ein Missverhältnis der Elektrolyte (wie Calcium, Kalium, Natrium, Magnesium...) mit sich. Das ist zum Beispiel gut bekannt beim Durchfall von Kleinkindern. Man muss nicht nur die verlorene Flüssigkeit, sondern auch die zum Leben notwendigen Salze ersetzen. Ähnliche Probleme entstehen bei der Verstopfung, der Stuhlenthaltung. Alles stagniert! Schon die alten Griechen wussten, dass für Gesundheit „alles fließen" muss. Der Idealzustand ist: Alle Säfte fließen und alles ist in ausreichender Menge, allerdings ohne Überfluss vorhanden.
Ein Wissenschaftler würde jetzt wie folgt vorgehen: Stuhlprobe, Analyse, Vergleich mit den vermeintlichen Normwerten und eventuell Substitution. Wir sind Praktiker und machen es anders. Wir verabreichen einfach Komplett-Salzmischungen, wie zum Beispiel die Präparate Drüfusan oder die Neukönigsförder Mineraltabletten. Der Körper nimmt sich, was er braucht.

Informationen und Gedankensammlung über die Funktionen des Darms

In der westlichen Welt ist heute jeder Zweite darmkrank: Geblähter Bauch, Durchfall, Verstopfung, Verpilzung...
„Der Tod sitzt im Darm", stellte Dr. Mayr fest, und bereits im alten Ägypten wussten die Heilkundigen schon um die Wichtigkeit der Darmsanierung. Sie kannten Einläufe.

Mit einer in Amerika entwickelten Methode, der **Colon-Hydro-Therapie,** werden nicht nur Darmerkrankungen, sondern auch viele andere chronische Krankheiten erfolgreich behandelt.

Mikrokosmos im Makrokosmos: Der Mensch in seiner Umwelt
„Zivilisiertes Leben bedeutet künstliches Leben. Zivilisierte Menschen, die zivilisiert leben und Zivilisationskost essen, können keinen wirklich gesunden Dickdarm haben. Gesundheit und Krankheit haben beide ihre Wurzeln im Dickdarm." Diese Aussage des bekannten Ernährungswissenschaftlers **Dr. Norman Walker** bestätigt sich in der therapeutischen Praxis ohne Einschränkung.

Heute ist allgemein bekannt, dass es aufgrund der Umweltvergiftung um unseren Lebensraum – die Erde – nicht mehr zum Besten bestellt ist, ja, dass die Belastungen, denen Mensch, Tier und Pflanze ausgesetzt sind, bereits bedrohliche Ausmaße angenommen haben.

Der Zustand der Erde spiegelt die psycho-physische Situation des heutigen Menschen wider und die Art, wie er mit sich selbst umgeht. Gesundheit oder Krankheiten, der Grad des sozialen Wohlbefindens, geben das Maß wider, wie ein Mensch entweder ein von der Natur entfremdetes, konsumbezogenes oder ein erfülltes, mit der Natur im Einklang stehendes Leben lebt. Unsere sogenannte westliche „Zivilisation" zerstört alle ökologischen Systeme, auch die der übrigen Welt. Bevor der „christliche" weiße Mann Afrika unterjochte, war es auf diesem Kontinent schön zu leben. Die Menschen waren glücklich mit den Gezeiten der Natur. Sicherlich gab es ab und zu Probleme, wie zum Beispiel Hungerperioden, aber die gab es überall, und damit konnte man umgehen. Heute stirbt Afrika! Die Gier nach Macht und Reichtum des weißen Mannes hat alles zerstört. Wir haben die schwarzen Brüder versklavt, ausgebeutet, ihre Religionen und Bräuche zerstört und sie zuletzt mit Krankheiten übergossen, die ohne unsere Technik niemals entstanden wären.

Im organischen Vergleich machen wir dasselbe mit unserem Darm. Es zeigt sich heute in unserem Darm der Gesamtzustand, der Symptomkomplex der Zivilisationskrankheiten. Wir missbrauchen, versklaven und vergewaltigen die Zellen unseres Darmes für unsere Süchte.

Dabei ist der Dickdarm das regulative Biotop des Organismus! An einem Beispiel kann man es sehr schön verdeutlichen. Bevor die frühere DDR mit der Bundesrepublik wieder vereint wurde, war Bitterfeld eine Berühmtheit in punkto Umweltverschmutzung. Die Luft aus Bitterfeld war wegen der Chemiefabriken wahrscheinlich das Abscheulichste, was man sich vorstellen konnte. Dennoch waren proportional weniger Kinder in Bitterfeld an Neurodermitis erkrankt als in der „Sauberstadt" München. Wie kommt das? Es ist ganz einfach: Der Einfluss der „Umwelt" von **außen** ist gegen den Einfluss der Umwelt **innen** vernachlässigbar. Im Klartext heißt es: In Bitterfeld war die Luft zwar verpestet, aber es gab keine Hamburger-Schnellimbiss-Ketten, keine Fertiggerichte... in einem Wort: keinen amerikanischen Fastfood-Fraß und Fertiggerichte. Ohne lebt man einfach gesünder.

Es zeigt sich deutlich, dass es heutzutage kaum noch Erwachsene gibt, die nicht darmbelastet sind. Die explosionsartige Zunahme chronischer und chronisch degenerativer Erkrankungen wie Allergien, Neurodermitis, Migräne, Immunschwäche, Krebs, Arthrosen, Gefäß-, Herz- und Kreislauferkrankungen ist Ausdruck dieser Tatsache.

Die Entwicklung geht dahin, dass – offenbar im Zusammenhang mit der Denaturierung von Nahrung – die Degeneration immer jüngere Jahrgänge, zunehmend auch Kleinkinder und Neugeborene betrifft.

Die Statistik spricht für sich: Mittlerweile weist fast jedes zweite neugeborene Kind in Deutschland neurodermitische Erscheinungen auf. Weiterhin muss leider festgestellt werden, dass in den westlich geprägten Ländern, mit Schwerpunkt in den Großstädten, inzwischen eine Krebserkrankung eine häufige Todesursache bei Kindern ist. Dies ist eine Tatsache, die noch vor 50 Jahren völlig undenkbar gewesen wäre.

Krebs ist aber eine degenerative Stoffwechselerkrankung, die normalerweise nur den alten Menschen treffen sollte. So war es noch 1950. Heute sind die jungen Mütter leider so degeneriert, dass sie direkt kranke Kinder gebären!

Da muss man sich fragen:
Wohin steuern wir überhaupt?
Was bedeutet Nahrung grundsätzlich?

> **Nahrung ist das Einverleiben von Ordnung!**

Diese Frage hat der Nobelpreisträger **Erwin Schroedinger** sehr knapp beantwortet: „Das Aufsaugen von Ordnung."

Da natürliche Ordnung im Organismus Gesundheit, Unordnung aber Krankheit bedeutet, wird deutlich, dass es nicht nur ums Sattwerden geht. Es kommt auf die Zusammenstellung und die biologische Qualität unserer Lebensmittel an.

Diese neue industrielle „Nahrung" macht uns Gänsehaut: Gentechnologie, Verseuchung mit Hormonen, Antibiotika, Insektiziden, Pestiziden und vieles mehr, das alles bleibt meistens verborgen.

Quasi unberührte Natur und Tiere, die ungestört nach ihrem eigenen Instinkt leben dürfen.
Falls wir überhaupt Fleisch essen: Nur so bekommen wir beim Verzehr dieser Mitbewohner der Erde die richtigen Informationen zum Weiterleben.

TEIL 1: Informationen und Gedankensammlung über die Funktionen des Darms

Informationswert der Nahrung

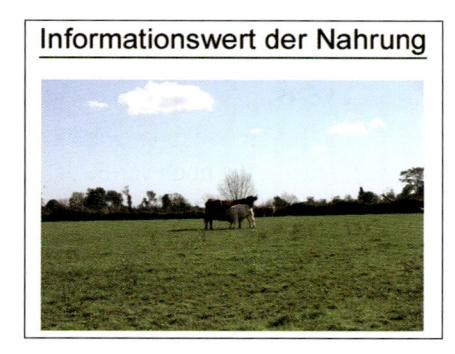

Ruhe, Natur und Liebe erzeugen gesunde Nahrungsquellen.

Physiologie des Darms. Oder: Was macht der Darm?

Das menschliche Verdauungssystem ist der Ort, an dem im Wesentlichen die Übernahme all der Stoffe geschieht, die wir uns über die Ernährung einverleiben.
Überall da, wo sich Schleimhaut als Grenze und Verbindung zwischen Außen und Innen befindet, spielt sich der Vorgang der Resorption ab, also die Aufnahme von Stoffen aus dem Verdauungskanal in die Blut- und Lymphbahn.

Wie wird überhaupt unsere Nahrung aufgenommen?

Die ganze Physiologie möchte ich in ein paar Sätzen zusammenfassen. Es geht hier nur darum, das Verständnis für unsere Essensweise zu fördern.

Die Nahrungsaufnahme beginnt im Mund. Alle Schleimhäute sind in der Lage, Flüssigkeit abzusondern und auch Stoffe aufzunehmen. Der Austausch über die Mundschleimhäute ist sozusagen grandios. Die Speicheldrüsen erzeugen einen Saft, der die Kohlenhydrate, also die langsamen Zucker (Brot und Getreide, Nudeln, Reis, Kartoffeln...) aufspalten kann, damit sie an Ort und Stelle aufgenommen werden können.

Es geht um Ihren Darm

Viele Stoffe erreichen den Schlund gar nicht, sie kommen schon über die Mundschleimhäute in die Blutbahn, wenn die Nahrung entsprechend vorbereitet ist, daher muss mit dem Mund gearbeitet werden. Die Natur hat uns dafür die besten Werkzeuge der Welt zur Verfügung gestellt: unsere Zähne. Wir müssen unsere Nahrung durchkauen.

Wollen Sie wissen, wie man 100 Jahre lang gute Zähne ohne Zahnarztbesuch behalten kann? Parodontose: Unbekannt! Parodontosebehandlung? Völlig überflüssig! Es ist noch dazu ganz einfach. Das Volk der Hunzas im Himalaya hat uns es vorgemacht. Eine völlig natürliche Ernährung und Reinigungsrituale reichen aus, um 100 Jahre alt werden zu können. Dieses Buch gibt Ihnen genügend Anleitungen hierzu.

> **Naturvölker kennen keine Zivilisationskrankheiten
> wie Herzinfarkt, Schlaganfall, Krebs etc.
> Ihre Nahrung ist im Einklang mit ihrer Natur.**

Marlo Morgan ist eine amerikanische Anästhesie-Ärztin, die einige Zeit mit den Aborigines, den Ur-Einwohnern Australiens, gelebt hat. Sie verbrachte mehrere Monate mit ihnen und durchquerte barfuß die australische Wüste. Auf ihre Frage, warum die Dingos, diese australischen Wildhunde, die Menschengruppe verfolgen würden, bekam sie eine harte aber ehrliche Antwort. „Die Dingos meinen, wir schleppen faules Fleisch mit uns und warten auf ihre Beute". Das faule „Fleischpaket" war aber der durch die Zivilisation degenerierte Körper von Marlo Morgan selbst! Die Tiere haben ihren Schweiß gerochen und wussten, sie ist für diese Strapazen nicht geeignet und wird bald von der Gruppe abgestoßen werden!

Die Aborigines griffen zu einer tollen Entgiftungsmaßnahme. Marlo Morgan wurde nackt bis zum Halse in die Erde eingegraben und verblieb mehr als 24 Stunden in dieser Situation. Die Angst zu sterben ließ viele Gifte als Schweiß aus ihrem Körper in die Erde fließen. Sie musste sich ihrem Schicksal völlig ergeben, was eine psychische Befreiung nach sich zog. Aus dieser Geschichte kann man lernen, wie unsere zivilisierten Körper sich von der Natur entfernt haben.

Die Aborigines „stanken" nicht so, weil sie überzeugte Vegetarier sind; auch wenn sie dann und wann ein Tier erlegen, ernähren sie sich sonst fast ausschließlich von Wildpflanzen.

Wer nicht genügend kaut, steht bereits auf der Krankenliste von morgen, auch wenn er die Symptome noch nicht spürt. Wenn ich im Restaurant sehe, wie Fleischstücke ungekaut heruntergeschlungen werden, bekomme ich Mitgefühl mit den armen Zellen dieser Menschen. Stellen Sie sich doch mal vor, Sie seien eine Zelle in diesem Körper und der Kerl schmeißt das Zeug nur noch so runter. Da könnte man ihm glatt in die Wade beißen! Aber wer nicht hören will, muss fühlen. Die Natur ist da sehr konsequent.

Im Magen wird die Nahrung mit einer sehr starken Säure (Salzsäure) vermengt. Das tötet die meisten Bakterien ab und leitet die schwierigsten Verdauungsprozesse überhaupt ein: Die Aufnahme der Eiweiße.

Der Hauptanteil des Verdauungsprozesses, die Zersetzung und Zerlegung der Nahrung, geschieht vor allem im Verlauf des 5-6 Meter langen Dünndarms. Hierfür hat unsere Natur Werkzeuge entwickelt, die die zu verdauenden Stoffe aufspalten, nämlich die **Enzyme**. Der Körper besitzt eine ganze Reihe verschiedener Enzyme, jedes ist für eine spezielle Aufgabe vorgesehen. Es gibt welche für den Zucker und welche für die Eiweiße.
Die Fette werden durch Gallensäfte für die Aufnahme durch die Darmwand aufgespalten. Die Gallenflüssigkeit wird in der Leber gebildet. Die Gallenblase dient als Vorratstasche für diese Gallensäfte, die nur im Bedarfsfall in den Darm ausgeschüttet werden. Daher sollte man es sich immer gut überlegen und alles tun, um eine Gallenblasenoperation zu vermeiden. Das bloße Vorhandensein von Gallensteinen ist noch lange keine Indikation für eine Operation. Die Galle fließt nach der Operation unkontrolliert von der Leber in den Darm und nicht mehr nur dann, wenn die Flüssigkeit zur Aufspaltung der Fette im Verdauungsprozess gerade gebraucht wird.
Um die Gallenblase von Steinen zu befreien, kann man die Leber-Gallen-Reinigung (siehe Anhang) durchführen. Diese Heilmethode kannten die Inder und sicher auch viele andere Völker bereits vor Tausenden von Jahren – wir sollten uns heute wieder erinnern.

TEIL 1: Informationen und Gedankensammlung über die Funktionen des Darms

Am Ende des Dünndarms ist der größte Teil der Nahrungsaufnahme bereits geschehen. Der Rest an Speisebrei wird über die Ileozökalklappe (Verbindung zwischen Dünndarm und Dickdarm) aus dem Dünndarm in den Dickdarm (Colon) befördert. Diese Klappe befindet sich im Unterbauch rechts, in der Nähe des Blinddarms. Es kann normalerweise kein Kot vom Dickdarm zurück in den Dünndarm gelangen.

Die Nahrungsreste im Dickdarm bestehen jetzt aus unverdauten und teilweise verdauten Nahrungsbestandteilen. Je größer der unverdaute Anteil ist, desto mehr Gärung und Fäulnis entsteht und je länger die Reste im Dickdarm verbleiben, desto giftiger wird das Ganze. Kurz vor dem „Ausgang" ist es am schlimmsten. Haben Sie sich einmal gefragt, warum sich fast 80 % aller Dickdarmkrebse in diesen letzten 20 Zentimetern des Darms entwickeln? Tun Sie was! Die Tibeter sagen: „Der Patient ist für die Entstehung seiner Erkrankung selbst verantwortlich, der Arzt für deren Beseitigung."

Die Darmschleimhaut

Die innere Hülle unseres Darms ist eine sehr empfindliche, für die Aufnahme von Stoffen notwendigerweise gut durchblutete Haut. Normalerweise ist diese Schicht sehr strapazierfähig. Allerdings sagen die Sioux: „Als Gott Deine Füße geschaffen hat, wusste er noch nicht, dass Du über Asphalt laufen würdest." Der liebe Gott – oder Mutter Natur – wusste, als unser Darm entstand, auch nicht, was unsere Lebensmittelchemie uns servieren würde: Degeneriertes Gemüse, das sogar manchmal ohne Erde nur auf einem „Substrat" großgezogen wurde, mit im Durchschnitt 60 % weniger Vitaminen und Vitalstoffen als vor zehn Jahren, fantastisch aussehendes aber völlig ausgelaugtes Obst aus der Reiferei, Fertiggerichte, Konservierungsmittel, Pestizide, Insektizide, tote Nahrung aus der Mikrowelle, angetrocknetes Geschirrspülmittel aus der Geschirrspülmaschine auf jedem Teller, jedem Glas... Dazu kommen die Genveränderungen in der Nahrung, gegen die sich der einzelne Mensch kaum noch wehren kann. Heute, am 18. Juni 2002, zitiere ich die „Rheinische Post" zum

Thema „Der Verbraucher hat immer noch eine Abneigung gegen gen-veränderte Nahrung." – „Die Leute wissen nicht, was sie verpassen", meinen die Experten. Ich fürchte, diese „Experten" schämen sich nicht mal für diese Aussage. Es gab eine Zeit, in der man Leute, die das Wasser verunreinigt hatten, kurzerhand aufgehängt hat. Ich frage mich, wie wir uns innerhalb unserer Gesellschaft heute vor diesen Vergiftern schützen können!

Zum Problem „Geschirrspüler": Bei mir werden die Gläser nur noch per Hand abgewaschen. Und der Geschirrspüler wird die erste Maschine sein, die aus der Wohnung fliegt, wenn ich wieder die Zeit zum Handspülen habe. Ich empfehle bis dahin, Biowaschmittel zu benutzen und/oder die Geschirrspülmaschine ein zweites Mal ohne Mittel laufen zu lassen. Alle Umweltschützer werden mich für diese Aussage für verrückt erklären wollen. So viel schönes Wasser geht dabei verloren! Zu bedenken ist aber, dass es vielleicht gar nicht so verkehrt ist, quasi sauberes Wasser direkt wieder in den Abfluss zu schütten. Die Konzentration der Gifte wird vermindert – und die Ratten im Kanal sind Ihnen auch noch dankbar.

Bis vor ein paar Jahren hätte man noch denken können, dass die antibiotische Verseuchung der Schlachttiere, die Hormon-Hähnchen, die Schweinepest, die BSE-Verseuchung usw. einem Vegetarier nichts anhaben könnten, denn als solcher isst man ja Gemüse und Obst.
Nein, weit gefehlt! Das Erbgut der Pflanzen wird heute von diesen „Wissenschaftlern" verändert. Für Menschen, die in der Stadt wohnen, gibt es keinerlei Möglichkeit, sich dieser geplanten und legal durchgeführten Vergiftung unserer Körper und der Körper unserer Kinder zu entziehen. Glücklich und privilegiert ist derjenige, der ein Gärtchen hat, eigene Tomaten auf dem Balkon ziehen kann, etwas Salat, Obst vom eigenen Baum.

Rettet bitte die Handlungsfähigkeit der Ärzte!

Zusätzlich sammeln sich in unserem Körper auch noch direkt chemische Medikamente an, wie zum Beispiel Antibiotika, die das Gleichgewicht zwischen

Darmflora und Darmschleimhaut völlig durcheinander bringen. Viele mutige Forscher haben vor der unüberlegten Massenanwendung dieser Stoffe gewarnt. Aber es ist inzwischen auch ein rechtliches Problem: Der Arzt, der diese Notfallmittel nicht einsetzt, wird bei Verschlimmerung gerichtlich belangt. Das darf es einfach nicht geben! Retten wir bitte die Handlungsfähigkeit der Ärzte. Sonst werden sie noch mehr zum Pharmavertreter. Der Patient soll die Verantwortung selbst **mittragen**. Hierfür muss er natürlich ausführlich informiert werden.

Dazu dann direkt eine wichtige Information: Antibiotika erhöhen die Säuremenge im Darm drastisch und kurzfristig. **Das erklärt einleuchtend die Fälle von Anal-Venen-Thrombosen nach Verabreichung von solchen Präparaten.** Die Lösung wäre, so etwas nicht einzunehmen und vernünftigere Therapien anzuwenden. Wenn es allerdings zu spät ist, so hat sich unser Mini-Klistier mit Basen-Wasser (Merlins Pulver in Wasser aufgelöst) und die Einnahme von Lachesis D12, fünf Globuli täglich, sehr bewährt. Auch das ausführliche tägliche Waschen des Darmausgangs mit Kernseife hat solche Probleme und Hämorrhoiden oft geheilt. Mini-Klistiere mit 30-50 ml Seifenwasser bringen Erstaunliches. In ganz alten medizinischen Büchern wird sogar empfohlen, dann und wann ein Stück Kernseife zu essen! Im zweiten Weltkrieg wurde mancher Tuberkulosefall durch Gabe von Seifenspänen in den Bauchraum geheilt! Warum funktioniert es? Natürliche Kernseife (siehe Anhang) ist eine starke Base, die die Übersäuerung verschwinden lässt. Die original syrische Kernseife Alepp (Adresse im Anhang) weist einen pH-Wert von 10 auf, ist also extrem basisch. Wer sich damit reinigt, bekommt eine sanfte Entsäuerung über die Haut.

Natürliche Kernseife ist ein altbewährtes Naturheilmittel bei vielen Darmproblemen von der Blutung bis zu Hämorrhoiden.

Damit wird die Arbeit von Professor Günther Enderlein bestätigt. Der Tuberkulose-Erreger wird durch Basen in seinen Urzustand „Aspergillus niger" zurückverwandelt und ist in diesem Anfangsstadium absolut nicht mehr krankmachend (pathogen).

TEIL 1: *Informationen und Gedankensammlung über die Funktionen des Darms*

Die Darmflora

Eine gesunde Darmflora besteht aus mehr als 400 verschiedenen Bakterienstämmen. Diese Bakterien leben mit uns in einer Symbiose und haben ein enormes Stoffwechselpotential.

Zu Beginn der Evolution waren Bakterien die ersten Lebensformen. Die Bakterien haben von Anfang an in und mit allen Lebewesen in einer Symbiose gelebt (Symbiose: Ein gemeinsames Leben in gegenseitigem Nutzen und beiderseitiger Abhängigkeit, d.h. die eine Existenz ist ohne die andere quasi nicht möglich).
Bakterien haben wichtige Aufgaben für unseren Stoffwechsel und unser Immunsystem übernommen. Eine gesunde Bakterienflora ist genauso wichtig wie das Gesundsein jedes unserer Organe. Leider wird das in unserer heutigen Zeit nicht beachtet und der Darmflora wenig Stellenwert beigemessen. Die Folge davon sehen wir täglich an unseren chronisch kranken, stark übersäuerten Patienten.

Um es ganz klar auszudrücken: Ohne die Darmbakterien sterben wir einfach. Sie sind unsere Gastarbeiter. Sie produzieren für uns Unmengen an lebenswichtigen Stoffen. Da wir sie mit der Chemie unserer industriellen Nahrung nicht alle töten, sterben wir also nicht ganz. Wir leben aber auch nicht gut. Unser Stoffwechsel findet eine Zwischenlösung und wir vegetieren immer mehr dahin.

Der Darm eines Neugeborenen ist quasi steril, erst während der Geburt und durch das Stillen beginnt die Besiedlung des Darms mit Bakterien. Diese Bakterien besiedeln den Darm wie einen Rasenteppich. Erwachsene besitzen insgesamt zehnmal mehr Darmbakterien als eigene Körperzellen.

„Ein Teufelskreis entsteht"
Darmmilieu und Darmflora sind eng verbunden. Die Besiedlung des Darms ist vergleichbar mit der der Erde. Beim Menschen beobachten wir pro Quadratkilometer weniger Menschen am Nordpol oder in der Sahara als in Tokio oder Paris. Also spielen Umgebung und Versorgungsmöglichkeiten auch

da eine entscheidende Rolle. In der Umgebung des Darms ist neben der Versorgung der pH-Wert der wichtigste Faktor. Einige Bakterien können nur in basischer Umgebung leben, Pilze z.B. benötigen eher ein säurehaltiges Umfeld.
Das gesunde Milieu der Darmflora verändert sich im Laufe des Lebens durch Fehlernährung, Antibiotika, Konservierungsstoffe und andere Lebensmittelzusätze derart, dass es zu einem Ungleichgewicht zwischen den gesunden und den krankmachenden Darmbakterien kommt. Die krank machenden Bakterien können sich in dem gestörten Darmmilieu übermäßig gut vermehren, indem sie unverdaute Nahrung durch Gärung verwerten und saure Giftstoffe produzieren.

Bei diesen Giftstoffen handelt es sich um giftige Abbauprodukte der Bakterien, die dann über die Darmschleimhaut ins Blut gelangen. Durch eine über Wochen und Monate bestehende Dysbiose (krank machende Entgleisung der Darmflora) kommt es zur Veränderung der Darmschleimhaut und der Darmwände. Dies führt zu einer erhöhten Durchlässigkeit der Darmwand.

Diese erhöhte Durchlässigkeit wiederum ist eine wesentliche Ursache der chronischen Vergiftung des gesamten Stoffwechsels. Auf diese Weise entstehen chronische Entzündungsprozesse im Lymphbereich und im Gewebe.

Die Darmschleimhaut kann mit einem **Maschennetz** verglichen werden, welches so dicht ist, dass (große) Giftstoffmoleküle es nicht durchdringen können. Bei einer Dysbiose, sprich einer Entgleisung der Darmflora, werden die Maschen infolge der ständigen Schleimhautbelastung allerdings immer größer. Der Spalt zwischen den Zellen der Darmwand wird so viel größer, dass Giftstoffmoleküle in zunehmendem Maße die Darmwand durchdringen können. Die Maschen des Filters sind also zu breit geworden. Es ist, als wenn Sie „Kaffee mit Prütt" (Kaffeesatz) trinken, weil die Filtertüte ein Loch hat! Bedingt dadurch wird auch das Immunsystem zunehmend geschädigt, denn etwa 80 % unseres Immunsystems stehen in direktem Zusammenhang mit dem Darm. Es entsteht eine latente Immunschwäche. Die Darmschleimhaut kann sich nicht mehr ausreichend gegen Parasiten und Pilzbefall wehren. Zudem können wichtige Immunzellen für den Körper nicht mehr in ausreichenden Mengen produziert werden. Frau Dr. Clark, eine amerikanische Naturheil-Ärztin, hat erstaunlich viele Erfolge gehabt, indem sie ihre Patienten von Darm-Parasiten befreit hat. Funktioniert das Milieu Darm, so können diese Parasiten sich kaum einnisten.

In der Medizin werden diese Veränderungen der Darmschleimhaut als **„Leaky-Gut-Syndrom"** (der „leckende Darm") bezeichnet. Das oben genannte Maschennetz wird eben grobmaschiger. Die Permeabilität der Darmwand ändert sich bzw. geht verloren.

Nicht nur die krankhaften Darmbakterien oder Pilze bilden Verdauungsgifte. Auch von gesunden Bakterien werden bestimmte Verdauungsgifte produziert, die von einer gesunden Schleimhaut zurückgehalten werden und so nicht in den Körper gelangen können. Beim Leaky-Gut-Syndrom ist die Schleimhaut so gestört, dass auch normale Verdauungsgifte in den Körper gelangen.

Gelangen bei Auftreten des Leaky-Gut-Syndroms oder infolge von Fehlernährung zu große Mengen an sauren Giften in den Körper, so versucht der Körper zunächst, die Gifte aus dem Stoffwechsel zu schleusen, indem er sie in den Depots ablagert. Dies trifft umso mehr zu, je weiter die Darmfunktionen gestört sind.
Giftdepots sind z.B. die Muskulatur, die Transitstrecke zwischen Arterie und Zelle, das Bindegewebe und die Fettzellen. Ist dort „das Fass zum Überlaufen voll", reagiert der Körper ab einer bestimmten Konzentration an Giften und Schlacken mit Entzündungsprozessen. **Nur über diesen Entzündungsprozess ist der Körper in der Lage, einen Teil der Gifte wieder abzubauen.** Diese diffusen Entzündungen sind sehr nah mit Rheuma und „Weichteil-Rheuma" verwandt. Jetzt verstehen Sie, warum Are Waerland in seinem Buch „Nie wieder Rheuma" ausschließlich über Ernährung geschrieben hat. Viele andere haben Ähnliches berichtet: „Der Mensch ist, was er isst" oder „Unsere Nahrung, unser Schicksal" usw.

Dieser Mechanismus ist auch die erste Ursache der Verschlackung des Gewebes! Die Stoffe kommen aus dem Darm und gelangen unfiltriert in die Lym-

TEIL 1: *Informationen und Gedankensammlung über die Funktionen des Darms*

phe, unsere Gewebsflüssigkeit. Sie verteilen sich also gegen den Willen der Natur in unserem Gewebe und das ohne Kontrolle durch die Leber. Die Gifte gelangen so in alle Ecken unseres Körpers. Fragen Sie sich, warum so viele neue Erkrankungen entstehen, die die Erde niemals vorher gesehen hat und die bei Naturvölkern unbekannt bleiben werden, wie zum Beispiel die Fibromyalgie!

> **Entzündungen an der Darm-Innenwand sind die erste Ursache für die Verschlackung und Versandung des Gewebes und somit für das Siechtum beim Älterwerden.**

Wenn wir an einer Grippe oder einem bakteriellen Infekt erkranken, dann werden wir nicht durch die Viren/Bakterien krank, sondern durch die Gifte, die sie produzieren. Diese kann der Körper nur über den Entzündungsstoffwechsel abbauen.
Außerdem können nur Bereiche von Mikroorganismen befallen werden, die schwach sind. Also muss zuerst eine Schwächung vorhanden sein, damit die Bakterien oder Viren sich überhaupt einnisten können. Erst dann erfahren wir durch die Reaktion unseres Körpers auf deren Abfälle unsere Krankheitssymptome.

Je nachdem, wo sich diese Gifte im Körper ablagern, können hierdurch die verschiedensten Krankheitsbilder entstehen.

Jetzt verstehen Sie, warum Claude Bernard den fantastischen Satz geprägt hatte **"Der Erreger ist nichts, das Terrain ist alles".** Sogar Pasteur, der viel Dummes in seinem Leben verzapft hat (Die Zeitschrift „The Lancet", die das unangefochtene Sprachrohr der weltweiten Grundlagenforschung ist, hat geschrieben, „Pasteur war ein Hochstapler und ein Lügner" – man muss auch wissen, dass Pasteur wesentlich dazu beigetragen hat, Impfungen, die sehr umstritten waren und sind, offiziell zu etablieren), muss sich auf seinem Sterbebett noch dazu geäußert und den Irrtum seiner früheren Aussagen revidiert haben.

Die Regeneration, d.h. die Wiederherstellung der Schleimhautfunktion, bedarf eines großen therapeutischen Aufwandes und kann lange Zeit, manchmal mehrere Monate, in Einzelfällen bis **über ein Jahr** dauern.
In dieser Zeit ist es wichtig, das Darmmilieu bzw. die Darmschleimhaut nachhaltig positiv mit den richtigen Basen, Elektrolyten und gesunden Bakterienpräparaten zu beeinflussen. Ziel ist es, die erhöhte Durchlässigkeit der Darmschleimhaut wieder zurückzubilden und eine intakte Darmflora aufzubauen.

Eine gesunde Darmschleimhaut nimmt keine **Allergene** auf, da diese durch das in der Schleimhaut befindliche Immunsystem sofort zerstört werden. Beim Leaky-Gut-Syndrom können Allergene ungehindert die Darmwand durchdringen und so eine generalisierte Allergie oder eine Nahrungsmittelallergie auslösen. Um zu verhindern, dass Allergene auf diese Weise in den Körper gelangen, muss sich also die Schleimhaut wieder schließen.
Ohne eine drastische Änderung der Ernährungsgewohnheiten ist dieses Ziel leider nicht erreichbar.
Mit diesem Wissen brauchen Sie weder Arzt noch Heilpraktiker zu sein. Ein wenig Logik reicht aus, um Sie von jeder Allergie zu befreien.

Der Dickdarm

Im Unterschied zum Dünndarm, der über seinen dicht gesäten Zottenrasen mehrere Liter Darmsaft täglich absondert, wird im Dickdarm kaum Darmflüssigkeit abgegeben, sondern hier wird dem zunächst dünnbreiigen Darminhalt über die Schleimhaut Wasser entzogen. Der Hauptaufnahmeort für gelöste Darminhalte in die Blut- oder Lymphbahn ist demnach, über seine organeigene Funktion der Resorption, der Dickdarm.

Für die optimale Gesundheit spielt deshalb, organisch gesehen, der Dickdarm im Hinblick auf vorbeugende Darmhygiene und therapeutische Darmsanierung die zentrale Rolle.

TEIL 1: Informationen und Gedankensammlung über die Funktionen des Darms

Im Dickdarm befindet sich der Großteil der Bakterien, die wir Darmflora nennen. Schätzungen gehen dahin, dass die Anzahl der Bakterien-Zellen die Anzahl unserer Körperzellen um das Zehnfache übersteigt.
Sie sind wesentlicher Bestandteil des Immunsystems, das sich zu 80 % im Darm befindet, denn erst auf Befehl bzw. Anfrage der gesunden Darmflora bekommen die Defensine-Teilchen, diese Tausendsassas der Immunabwehr, ihren Einsatzbefehl.

Unter normalen Bedingungen bildet und erhält die Darmflora das optimale Milieu, das für eine unbeeinträchtigte Funktionsfähigkeit und Vitalität unseres Organismus nötig ist. Für dessen Erhalt muss man heute als intelligenter Mensch leider kämpfen. Stadtbewohner haben es schwer, sich dem Schlamassel zu entziehen. Unbelastete Nahrung, richtige Lebensmittel sind rar geworden. Alles wird industrialisiert. In der Bundesrepublik Deutschland gibt es kaum noch Bauern, die auf dem Markt ihre kleine Produktion verkaufen. Die Marktbesteller sind Händler und kaufen auf dem Großmarkt ein. Gehen Sie mal im Urlaub auf das Land in Italien, Spanien, Frankreich... Besuchen Sie da den Wochenmarkt und schauen Sie, was da angeboten wird. Kein Wunder, dass die Erkrankung Neurodermitis in diesen Gegenden kaum bekannt ist.

Säure-Basen-Gleichgewicht

Ein Ausdruck des gesunden Milieus ist das richtige Säure-Basen-Verhältnis. Dieses Gleichgewicht wird in der Natur auf erstaunlich exakte Weise gehalten. So weist unser Blut einen pH-Wert von 7,36 mit einer Toleranz von 0,04 nach oben und nach unten auf.
Nur und ausschließlich in diesem fein abgesteckten Toleranzbereich funktionieren die Enzyme, die die für unser Leben und Überleben notwendigen biochemischen Reaktionen erlauben. Eine Entgleisung des Säure-Basen-Gleichgewichts hat fatale Folgen. Das Blut als das elementarste unserer Gewebearten wird unter allen Umständen im Gleichgewicht gehalten und

dafür werden schwere Abbau-Vorgänge z.B. an Knorpel und Knochen in Kauf genommen (wie im Buch „Es geht um Ihre Knochen" eingehend erklärt). Droht die Menge an Säure im Blut zu steigen, so reagiert der Körper sofort und neutralisiert mit Basen-Reserven, denn die Folgen wären sonst katastrophal: Das Blut würde gerinnen, also einen Blutklumpen bilden. Das kennen wir im Falle der Thrombose, des Herzinfarktes und des Schlaganfalles. Alle drei haben eine Übersäuerung als Ursache.

> **Retten Sie Ihren Stoffwechsel und vermeiden Sie Kompensationsmechanismen, indem Sie sich basisch ernähren mit Obst, Gemüse und Kohlenhydraten wie Reis, Nudeln, Getreide und Kartoffeln.**

Woher kommt diese Säure?
Denaturierte Bestandteile der Nahrung, aber auch zunehmend Medikamente chemisch-pharmazeutischer Herkunft verändern den pH-Wert des Körperwassers in Richtung sauer.
Und nicht zuletzt können sich bestimmte psychovegetative Zustände wie Angst, Stress und psychischer Druck über den Stoffwechsel in Form von sauren pH-Veränderungen auswirken.

> **Die in den westlichen Ländern im Durchschnitt täglich eingenommene Menge an tierischen Eiweißen reicht alleine aus, um die Ausleitungsfähigkeit unserer Nieren zu überfordern. Als Folge wird unser Schweiß säurehaltig und unser Gewebe versäuert langsam aber sicher.**

Aber viel einfacher erklärt: Die heute übliche Ernährung bringt eine klare Übersäuerung. In den westlichen Ländern werden durchschnittlich **70 Gramm tierisches Eiweiß pro Tag** verzehrt, wobei die Tendenz sogar noch steigend ist.
Lebensmittel-Chemiker errechnen daraus eine Bildung von **80 mmol H+ Ionen, also Säure pur.** Die menschliche Niere ist allerdings nur für etwa

70 mmol H+ Ionen an Säure-Ausleitungskapazität vorgesehen. Also übersteigen wir alleine damit die Möglichkeiten unserer Ausleitungskanäle. Der Körper versucht, diese Säure über die Haut (übelriechende Schweiß-Ausbrüche) oder über den Darm (Durchfall bei sehr hohem Säureaufkommen) loszuwerden. Funktionieren diese Kanäle auch nicht optimal, so wandelt der Körper in letzter Not diese Säure um und versucht sie abzulagern, wie z.B. im Falle der Gicht und vieler anderer Gelenkprobleme...

Die pH-Verhältnisse sind zwar Schwankungen unterworfen, weisen aber charakteristische Normen auf: Im Magen herrschen pH-Werte im sauren Bereich zwischen 1 und 5. Durch die Säfte der Verdauungsdrüsen besteht im gesamten Dünndarmverlauf ein alkalisches Milieu, während im Dickdarm die Schwankungsbreite zwischen leicht sauer (6) bis leicht alkalisch (8) liegt.

Vom Milieu im Darm hängt es ab, ob das Säure-Basen-Verhältnis im Körperwasser, in der Lymphe und im Blut auf Dauer stimmt: Normal ist ein annähernd neutraler, leicht im alkalischen Bereich liegender pH-Wert von ca. 7,4.

Zusammenhang zwischen Säurepegel und Darmflora
Mikroorganismen brauchen für ihr Gedeihen eine bestimmte Umgebung. Wir wissen das aus der Botanik. Eine Sumpfpflanze kann in der Wüste nicht überleben, einige Pflanzen brauchen Schatten, andere Sonne. So ist es auch für unsere Darmbewohner. Ändert sich das Milieu, so können ganze Spezies nicht überleben. Wir erleben eine Verschiebung der Darmflora.

Der Mensch, dessen Darm ständig übersäuert ist, bekommt irgendwann Pilze als übermäßige Besiedlung, weil Pilze dieses Milieu lieben. Wenn er dann noch Zucker dazu isst, fühlen sie sich pudelwohl. Dazu kommt, dass alle Mikroorganismen kleine Lebewesen sind, die nichts anderes im Kopf haben, als schön zu leben, zu gedeihen und viele kleine Kinder zu kriegen. Damit es richtig schön bleibt, verteidigen sie ihre Lieblingsumgebung. Pilze produzieren Säure und sorgen für den Zuckernachschub.

Ahnen Sie, warum einige Menschen sich nicht mehr kontrollieren können und diese unwiderstehlichen Süßhungerattacken haben? Nur deswegen, weil die kleinen Pilze Hunger haben und ihnen sagen: „Und Du gehst jetzt zum Kühlschrank und holst endlich diesen leckeren Schokoladeneis-Riegel!" Dieser Mensch wird fremdgesteuert, und zwar von seinen Darmpilzen. Sind die Pilze weg, ist auch der biologische Süßhunger weg.

Es sollte auch klar sein, warum eine „Säuberung" des Darms, also eine Vernichtung der Pilze, als alleinige Therapie niemals eine Chance auf dauernden Erfolg hat. Nach kurzer Zeit sind die Pilze wieder da! Warum? Weil das Milieu nicht verbessert wurde.

Zusätzlich mitbestimmender Faktor ist unser Essverhalten
Es geht sicherlich in erster Linie um das, **was** wir essen, aber sicherlich auch darum, **wie** wir essen. Schlingen wir gedankenlos die Speise hinunter oder sind wir dabei innerlich ausgeglichen und kauen gründlich? Unser Magen hat keine Zähne! Nur gründlich durchgekaute Nahrung hat eine Chance, richtig aufgenommen zu werden.

Neigen wir zum Überessen, zur Völlerei, sind wir genusssüchtig?
Müssen wir uns satt machen oder hören wir vor Eintreten der Sattheit auf?

Wenn wir weiter suchen, spielen auch solche Faktoren wie unsere seelische Verfassung und wie wir auf das Essen konditioniert wurden (frühkindliche Prägungen) eine Rolle.

Dazu eine Anekdote:
Mein Bruder ist sieben Jahre jünger als ich. Er war etwa sechs Jahre alt, als wir an einem Samstag nach dem Mittagessen beschlossen, mit der ganzen Familie durch den Wald spazieren zu gehen. Der Spaziergang wurde lang und wir kamen etwa um 18.00 Uhr nach Hause zurück.
Als mein Bruder hörte, dass wir jetzt das Abendessen vorbereiten würden, veranstaltete er den Zornausbruch des Jahrhunderts, weil seine 16.00 Uhr-Vesper ausgefallen war. So kann man Kinder auch konditionieren. Versuchen Sie, ein deutsches Schulkind Schnecken essen zu lassen. Es wird sich ekeln. Dagegen wird sich der kleine Franzose freuen. Wir sind das Ergebnis unserer Konditionierung.

Kleinkinder lassen sich normalerweise von Natur aus nicht so reglementieren, es sei denn ihr Rhythmus wird vergewaltigt. Es gibt sie noch, die Familien, wo der Säugling regelmäßig alle zwei und alle vier Stunden zu trinken hat. Gesund erzogene Kinder trinken, wenn sie Durst haben und schlafen, wenn sie müde sind.

Es ist schön zu sehen, wie in den südlichen Ländern Kinder abends spät mit der Familie ins Restaurant oder wohin auch immer mitgenommen werden. Manchmal schlafen sie erbarmungslos auf Papas Schulter ein. Keiner stört sich daran. Da möchte man glatt wieder Kind sein... oder wieder Papa!

Es wird immer gesagt, bestimmte Erkrankungen seien erblich bedingt. Die Möchtegern-Wissenschaftler, die diese Meinung vertreten, untermauern solche Aussagen mit statistischen Auswertungen. Großvater hatte Darm-Polypen, Mutter hatte chronische Durchfälle, dann hat das Kind eine Wahrscheinlichkeit von sagen wir beispielsweise 70 %, darmkrank zu werden. Nein! Das ist Unfug.

Wenn wir das Kind von vornherein **anders** und zwar **gesund** ernähren, dann wird es kaum krank werden können. Da liegt die Verantwortung bei den Eltern und besonders in den Familien, in denen Erkrankungen bekannt sind. Es ist schwierig und bedarf Stehvermögen, einem Kind begreiflich zu machen, dass es nicht bei der Imbiss-Kette essen darf. Aber – welch ein Geschenk für die Gesundheit! Auch wenn Ihre Kinder Sie kurzfristig verfluchen, so werden Sie Ihnen später dankbar sein.

Verschlackung und Vergiftung als Ursache der Zivilisationskrankheiten

Es ist einfach, den Kreislauf der Verschlackung und der Vergiftung des Gewebes zu verstehen: Die Chinesen sagen: ein Bild ersetzt tausend Worte.

TEIL 1: *Informationen und Gedankensammlung über die Funktionen des Darms*

Die erste Ursache
für Allergie und Gewebe-Verschlackung

Das Ergebnis tausender Angriffe auf den Darm sind Entzündungen an der Darmwand. Diese Entzündungen verlaufen zunächst subakut, das bedeutet, dass wir sie nicht in der Form von direkten Symptomen bemerken. Trotzdem wird damit eine Kaskade von verheerenden Folgen ausgelöst: Entzündung der Darmschleimhaut bedeutet schlechte bzw. falsche Resorption. Also gelangen Stoffe über die Lymphe und die Blutbahn in den Körper, die dort nichts zu suchen haben. **Das ist die häufigste Ursache der Allergien.**

Die Allergie entsteht, wenn die Darmschleimhaut sich entzündet. Durch Wasseransammlung (Ödem) verdickt dann die Darmwand und viele Stoffe, die ins Blut gelangen sollten, geraten fälschlicherweise in die Lymphe. Sie können daher vom Körper nur noch über die Haut ausgeleitet werden und verursachen die Hautreizungen, die wir kennen. Hier liegt die Ursache von Neurodermitis, den meisten Ekzemen und fast allen Hautproblemen. Als häufigste Auslöser sind Gifte aller Art und sicherlich besonders die Antibiotika zu sehen.

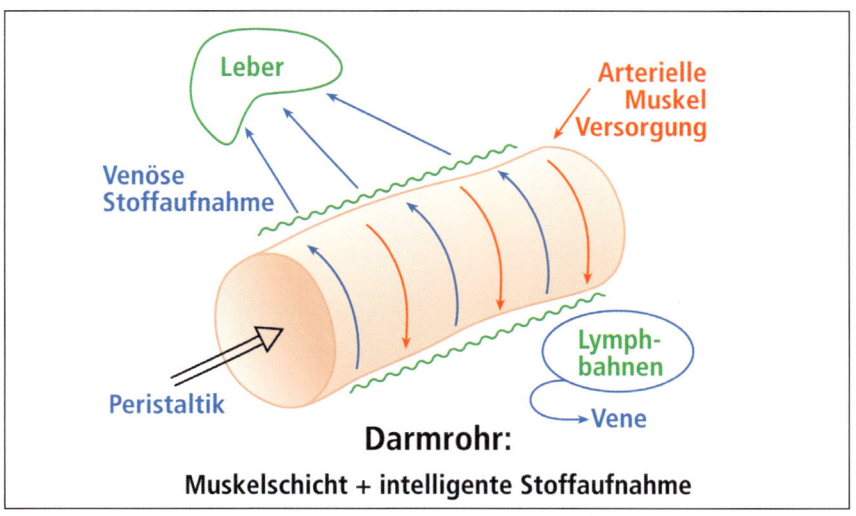

Die erste Ursache für Allergien und Verschlackung des Gewebes

TEIL 1: Informationen und Gedankensammlung über die Funktionen des Darms

Wenn die Schleimhaut Ihres Darms eine ständige Entzündung erfährt, so verändert sie sich. Nach jahrelanger entzündlicher Lage kommen die ersten Geschwüre, die ersten Ausbuchtungen (Divertikel) und die ersten Polypen. Irgendwann ist man dann ganz erstaunt, dass sich Blut im Stuhl findet und der Arzt uns mit der verheerenden Diagnose „Krebs" konfrontiert.

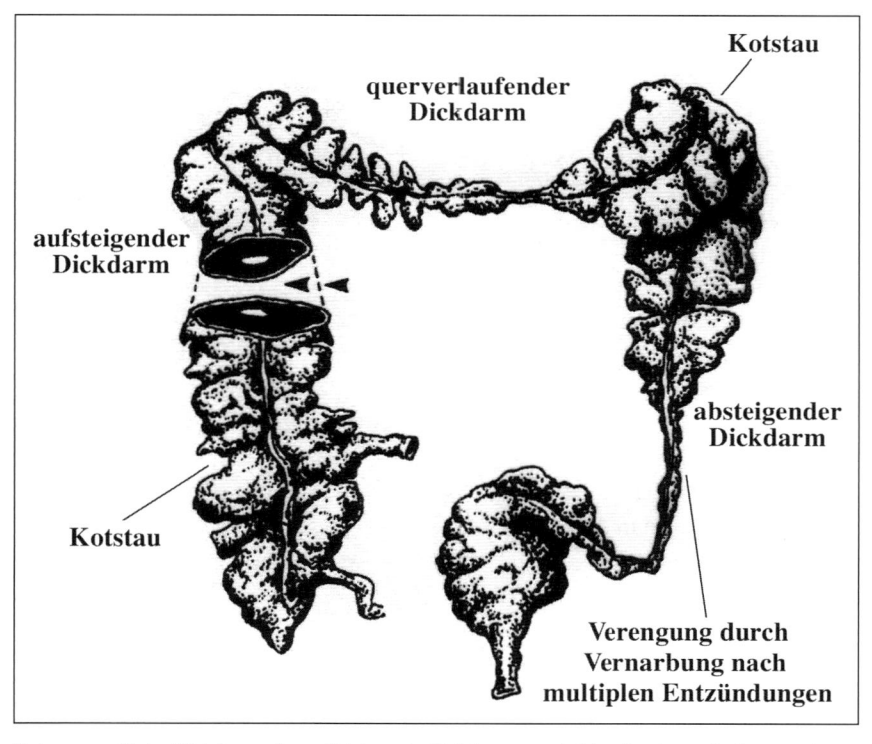

Schwer gestörter Dickdarm: der aufsteigende Dickdarm wurde hier durchgeschnitten und geöffnet, um die kleine Öffnung in der Mitte der verkrusteten, harten, mehr als 20 Jahre alten Fäkalmasse sichtbar zu machen.

Hier ein sehr kranker Dickdarm, der viele Entzündungen hinter sich hat. An manchen Stellen hat Narbengewebe den Darm mächtig zusammengeschnürt (Strikturen), an anderen Stellen ist das Gewebe geradezu ausgesackt zu einem „Mega-Colon".

Interessant dabei ist die Tatsache, dass die Patientin meinte, ihr Darm wäre in Ordnung, denn sie ging immer noch täglich zur Toilette.

Diese Probleme sind völlig überflüssig! Die Tibeter sagen mit Recht: „Der Patient ist für die Entstehung seiner Erkrankung selbst verantwortlich"! Packen Sie selbst das Übel an der Wurzel!

Nur eine ausgewogene natürliche Ernährung ist die Garantie für einen gesunden Darm und somit einen gesunden Menschen. In diesem Zusammenhang richte ich hier einen Appell an alle:

Rettet bitte die Gastronomie!

Die Esskultur des westlichen Länder verschwindet langsam aber sicher. Immer mehr regiert das Diktat des Geldes. Die Menschen lassen sich von der irreführenden Werbung beeinflussen.
In meiner Jugend in Frankreich gingen wir sehr selten ins Restaurant zum Essen. Das war immer etwas Besonderes. Niemals hätte ein Gastronom je etwas anzubieten gewagt, das er nicht selbst gekocht hatte. Morgens früh um fünf Uhr wurde in der Restaurant-Küche das Gemüse für den Mittag geputzt und vorbereitet. Die Saucen wurden langsam auf Sparflamme reduziert, mittags war das Essen fertig und die Welt in Ordnung.
Heute werden fast überall Fertig- oder Halbfertig-Produkte angeboten. Ich will hier nicht von den amerikanischen Fast-Food-Ketten sprechen. Wir wissen, wie gesundheitsschädlich sie sind. Die Bezeichnung Restaurant könnte von mir aus für diese Abfütterungsanstalten gerne verboten werden. Wer da isst, ist allerdings selbst schuld. Nein, ich will von den kleinen Restaurants um die Ecke sprechen. Diese kämpfen um ihre nackte Existenz. Preise und Margen gehen nach unten und sie können das Personal nicht mehr in der gewohnten Form bezahlen. Es hat sich daher eine ganze Industrie der fertigen Halbgerichte aufgebaut. Diesen Restaurant-Inhabern werden Fertigsaucen und Gerichte zum Warmmachen angeboten. Das Jägerschnitzel kommt in drei Tüten:

Die erste beinhaltet die in Vakuum und Plastik abgepackten vorgebratenen Bratkartoffeln, die zweite das fertig marinierte Schnitzel und die dritte beinhaltet die Sauce.
Die erste und die zweite Tüte werden kurz in der Pfanne erhitzt und die dritte in der Mikrowelle erwärmt. Alles wird dann auf einem Teller angeordnet und, wenn Sie Glück haben, mit etwas Petersilie verziert. Wissen Sie, wie viel Chemie Sie da Ihrem Körper zumuten?
Bitte, bitte... fragen Sie den Gastwirt, ob er alles frisch zubereitet. Gehen Sie kurz durch seine Küche und schauen Sie sich um. Eine Küche mit Mikrowelle ist bereits stark verdächtig! Fragen Sie, wozu dieses Gerät da ist und verlassen Sie den Ort – nach Belehrung – wenn nicht alles o.k. ist! Wenn allerdings alles frisch bereitet wird, so genießen Sie Ihre Mahlzeit, und ich bitte Sie dann um drei Taten:

- **Erstens:** Loben Sie bitte den Koch. Er braucht Ihre seelische Unterstützung.
- **Zweitens:** Seien Sie mit Geld großzügig... es ist eine gute Investition. Solche Menschen dürfen nicht um ihre finanzielle Existenz bangen müssen.
- **Drittens:** Sagen Sie Freunden und Bekannten, **wo** Sie so gut und so gesund gegessen haben, damit der Laden brummt. Es gibt keine bessere Werbung als die Mundpropaganda.

So könnte der Markt alles „reinigen", was nicht korrekt ist.

Meine letzte Arbeitsstelle als Informatiker war bei der Weltfirma „Texas Instruments". Diese Firma nahm teil an einer Ausschreibung für spezielle Backöfen für sogenannte „Drive-thru-Restaurants". Tut mir Leid, dafür gibt es keine Übersetzung. Es handelt sich um diese Futterkrippen, bei welchen die Amerikaner das Auto nicht mal verlassen müssen. Sie fahren auf eine Rampe und halten vor dem Kiosk, öffnen die Fensterscheibe und bestellen ihr Fertigfutter.
Hier war die Vorgabe der Ausschreibung, einen Ofen zu entwickeln, der in der Lage war, eine Pizza zu backen – egal was der Kunde als Belag haben wollte – **während der Zeit, in der er sein Kleingeld zusammensucht,** das heißt sage und schreibe innerhalb von vorgegebenen **17 Sekunden.** In dieser Zeit sollten alle Zutaten zusammengeführt werden und... Pschhhhh... krossgebacken

TEIL 1: *Informationen und Gedankensammlung über die Funktionen des Darms*

angeboten werden. So könnten zwei Kunden pro Minute an einem einzigen Schalter „befriedigt" werden. Technisch eine Herausforderung. Sie müssen sich vorstellen, was hinter dieser Technik für eine Organisation steckt. Die Tomaten, der Käse, der Bodenteig müssen tausendfach kontinuierlich immer die gleiche Qualität haben. Das ist mit Naturprodukten nicht zu bewerkstelligen. Daher sind jene Dinge voller Chemie, Emulgatoren, Stabilisatoren, Konservierungsmittel, Farbstoffe, Geschmacksverstärker, „naturidentischer" Duftnoten... und vielem mehr. Die Produkte kommen noch dazu zu vier Fünfteln vorgebacken in den Backofen, der per Induktionstechnik und Mikrowelle das Ganze durchstrahlt... und fertig ist die Pizza! Mmmmmhhhh, lecker! Dazu ein Zucker-Cola-Getränk und der Tag ist gelaufen!
Es ist nicht möglich, bei dieser Art von Ernährung gesund zu bleiben. Diese chemischen Stoffe verursachen Mikroentzündungen der Darmschleimhaut, auch wenn Sie es zunächst nicht merken.

Und jetzt eine schöne Quiz-Frage bezüglich Osteoporose
Das Thema Osteoporose gehört eigentlich zum Thema Bewegungsapparat, weil es eine Knochenproblematik ist. Die Ursache dazu liegt allerdings im Darm und ist einfach zu verstehen.

Was macht der gute Arzt, wenn Sie einen akuten Allergie-Anfall, also einen beginnenden Schock haben? Ja, richtig, er spritzt Ihnen **Calcium** intravenös. Calcium wird vom Körper benötigt, um überschießende Reaktionen des Immunsystems, also Allergie-Anfälle, zu besänftigen. Unsere Knochen bestehen zum größten Teil aus Calcium.
Einige Schnelldenkende werden schon jetzt das Ungeheuerliche erahnen. Wissen Sie, warum so viele Menschen Osteoporose haben? Na, haben Sie es?

Es ist die ständige latente allergische Darmschleimhautreizung.

Fürwahr gibt es grundsätzlich für die Osteoporose mehrere bekannte Ursachen.

Früher war die erste Ursache der Osteoporose der Bewegungsmangel. Was nicht beansprucht wird, verkümmert, bildet sich zurück. Denken Sie an den eingegipsten Arm nach einem Bruch. Wenn Sie Ihren Körper nicht bewegen, so werden die Knochen spröde und brüchig. Diese Ursache überwog bis ca. 1960. Damals hat man die Knochendichtemessung nie durchgeführt. Man brauchte sie auch nicht.

Die zweite Ursache und – meiner Meinung nach – der heute mit Abstand am weitesten verbreitete Grund ist die **ständige allergische Lage in unserem Dünndarm.** Damit er weiter arbeiten kann und uns trotz Vergiftung versorgen kann, verbraucht er Unmengen an Calcium. In diesem Zusammenhang können Sie die Berechnung im Anhang lesen, nach welcher die besonders denaturierte und industrialisierte Kuhmilch im Endeffekt kein Calcium-Lieferant, sondern ein Calcium-Räuber ist. Diese zweite Ursache erklärt den sprunghaften Anstieg der Osteoporose der letzten Jahrzehnte.

Der Körper braucht für viele Vorgänge Calcium. Wenn er es mit unserer unnatürlichen Nahrung nicht bioverfügbar bekommt, entnimmt er es den eigenen Knochen, die brüchig und schwach werden.

Die dritte Ursache, die uns eine noch größere Wachstumsrate der Osteoporose beschert hat und bescheren wird, ist der absolut unüberlegte Umgang mit Kortison. Das Medikament Kortison baut nicht nur die Immunabwehr, sondern auch die Knochensubstanz **massiv** ab. Das erklärt die noch steilere Progressionskurve der Osteoporose der letzten zehn Jahre. Übrigens: Tendenz weiter steigend!

Zur Behandlung der Osteoporose verabreichen einige Therapeuten, die sich nicht schämen, Östrogene. Damit erhöhen sie den Säurespiegel im Körper mit einer nachgewiesenen Gefahr von Thromben (Herzinfarkt, Schlaganfall) und Krebs (besonders Brustkrebs). Aber: Es geht um Profit! Die Wirtschaft hat vor der Gesundheit leider Vorrang!

Die zweite Ursache für Allergie und Gewebe-Verschlackung

Schwer oder gar nicht verdauliche Speisereste neigen dazu, sich im Colon abzulagern und Gärungs- und Fäulnisdepots zu bilden. Diese Ablagerungen verdichten sich mit der Zeit, wodurch die Arbeit des Dickdarms immer schwieriger wird.

Es gibt Menschen, bei denen sich eine regelrechte Kruste von mehreren Zentimetern innen rund um die Darmwand aufgebaut hat. Da in der Mitte immer noch ein freies Loch (Lumen) ist, können sie jeden Tag zur Toilette und meinen, ihr Darm sei völlig in Ordnung.

Dr. Harvey Kellogg, der mehr als 22.000 Darmoperationen durchgeführt hat, sprach von nur 6 % gesunden Därmen. Er sagte auch, dass sich beim Durchschnittsmenschen zwischen zwei und acht Kilogramm (ja, Sie haben richtig gelesen) „tief liegende teils verkrustete, teils verfaulte Ablagerungen" im Dickdarm befinden, wobei er einen Umfang des Dickdarms von bis zu 38 Zentimetern messen konnte!

Nehmen Sie die kleinste Menge an. Legen Sie bitte zwei Kilogramm Mehl auf den Tisch und sagen Sie sich: „Diese Menge lagert in meinem Darm, verändert sich ständig, gärt, fault und sondert Unmengen von Giften ab." Na, möchten Sie das nicht ändern?

Solche verbleibenden, meist aus Tier-Eiweißablagerungen bestehenden Kotsteine im Darm sind durch ihre Fäulnisgifte besonders für die Leber, aber auch für den gesamten Organismus mit seinem Immunsystem belastend und krankmachend. Die über die Aufnahme aus dem Darm entstandene Vergiftung des Blutes führt zu einer Vergiftung des gesamten Organismus (Toxikose).

Chronische Gärungen und Fäulnisprozesse im Darm sind heutzutage, bedingt durch die vorherrschende denaturierte und fehlerhafte Kostform, leider die Regel, ebenso die damit verbundenen Stuhlablagerungen und Verstopfungen, die Kilogramm-Mengen ausmachen und Jahre bis Jahrzehnte alt sein können.

Aus solchen von Darmbelastungen herrührenden Vergiftungen (Toxikosen) des Gesamtorganismus entstehen alle möglichen Symptome, die sich bei einem reaktionsfähigem Immunsystem noch akut-entzündlich äußern können, auf Dauer aber chronisch-degenerativ fortschreiten.

Als erstes müssen selbstverständlich alle Darmerkrankungen gezählt werden, die bei unseren natürlichen Brüdern, den Menschenaffen, absolut unbekannt sind. Sie entleeren sich vier- bis sechsmal pro Tag – und so ist es normal. Are Waerland schaffte es auch, indem er über Jahre seine Ernährungsweise dementsprechend umstellte. Bei uns bewirkt die einmalige Entleerung – und einige schaffen es nicht einmal pro Tag! – einen Stau im Enddarm. Der reagiert auf die einzig logische Weise, um dieser Problematik zu begegnen: Er verlängert sich. Das nennt man auf medizinisch „colon elongatum" (verlängerter Dickdarm). Und was tut man in unserer Medizin? Ganz einfach: Er wird ohne weitere Fragen und ohne dem Patienten zu erklären, wie es dazu gekommen ist, wegoperiert.

„Der Mastdarm war von der Natur als Korridor (Durchgang) und niemals als Behälter vorgesehen", sagt Are Waerland. Die Schleimhaut des Enddarms ist mitnichten für die Aufnahme (Resorption) vorgesehen. Der Enddarm (Sigmoid) ist nur ein kurzfristiger Behälter für Kot, der zur sofortigen Entleerung bereitsteht.

Der Enddarm ist von der Natur dafür vorgesehen, 98 % der Zeit leer zu sein.
Aber nicht nur unsere falsche Ernährung trägt dazu bei, den Enddarm zu belasten. Auch die Anatomie des aufrechten Ganges spielt eine Rolle.

Ein kleiner Exkurs in unsere Frühgeschichte zum Verständnis

Die Evolution hat uns über lange Zeit zum Vierbeiner hin entwickelt. Hier die Formveränderung, die Metamorphose, vom Fisch zum Amphibium, das als erstes das Wasser verließ:

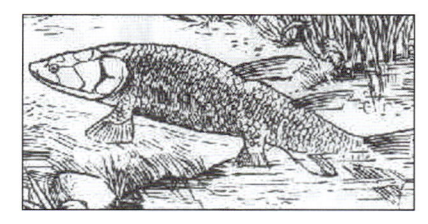

TEIL 1: Informationen und Gedankensammlung über die Funktionen des Darms

Das geschah vor ca. 400 Millionen Jahren mit dem Quastenflosser, der seine vier Flossen als Vorläufer der Beine benutzte. Danach kam die Reptilzeit.

Das erste Tier verlässt das Meer

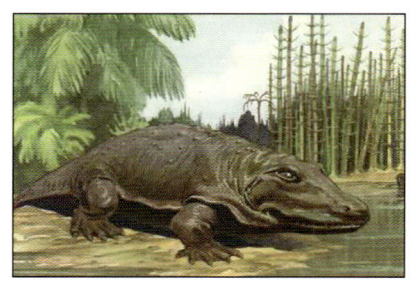

Vor 200 Millionen Jahren gab es die ersten Vögel und vor ca. 135 Millionen Jahren – in der frühen Kreidezeit – das erste Säugetier mit Plazenta und lebenden Geburten, das Eomaia, das wie eine kleine Ratte aussah.

Reptilzeit

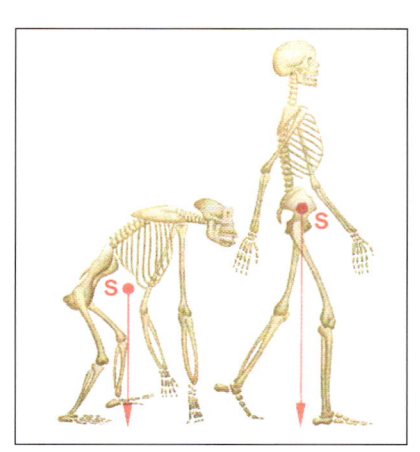

Der stehende Mensch, der **homo erectus,** existiert erst seit etwa gut **einer Million Jahren. Nach ca. 500 Millionen Jahren waagerechter Stellung des Enddarms (Amphibium-, Reptil- und frühere Säugetier-Zeit) gibt es erst beim Primaten eine 45° Grad-Stellung und beim Menschen eine senkrechte Stellung des Enddarms seit weniger als einer Million Jahren.**

Übergang Affe zum Menschen. Zum ersten Mal steht der Darm senkrecht

Solange wir unseren Speiseplan nicht änderten, war der aufrechte Gang und somit die senkrechte Stellung unseres Darmes nicht tragisch, denn Pflanzenreste belasten unseren Enddarm nicht. Allerdings begann der Mensch vor ca. 10.000 Jahren, Pfeil und Bogen und auch Fallen herzustellen. Und ab und zu schaffte er es, ein Tier zu fangen bzw. zu erlegen. Probieren Sie mal, mit

Es geht um Ihren Darm

dem Bogen ein Tier zu erlegen. Wenn Sie nur das zu essen bekämen, was Sie töten könnten, würden Sie nicht alt!

Heute kauft man im Supermarkt Hormonhähnchen und Mast-Schweine. Täglich! Und diejenigen, die zu faul sind, um selbst ihre Nahrung vorzubereiten, können den Fertigfraß in Restaurantketten kaufen.

Sehen Sie jetzt, wo das Problem liegt? Verstehen Sie, warum Are Waerland gesagt hat, unser Darm sei für tierisches Eiweiß nicht vorgesehen?

Von den letzten 500 Millionen Jahren haben wir uns 499,99 Millionen Jahre ausschließlich von pflanzlichen Erzeugnissen ernährt und seit 0,01 Million Jahren essen wir dann und wann etwas Fleisch und seit lächerlichen 0,0005 Million Jahren (50 Jahren) gibt es überall Kühlschränke und Fleisch täglich ohne Hungerperiode.

Verstehen Sie endlich, wofür Ihr Körper geschaffen wurde und hören Sie auf, ihn zu vergewaltigen!

Für die medizinisch Sachkundigen ist hier die Erklärung zu finden, warum die vom Enddarm abführenden Venen **nicht** wie die anderen zur Leber, sondern direkt zur vena cava, also zum Herzen führen. **Sie können sich hiermit vorstellen, dass diese Stoffe und Gifte dann nicht mehr von der Leber ausgesondert werden können, sondern direkt in den großen Blutkreislauf gelangen und unser Gewebe regelrecht überfluten.**

Aus dieser Problematik entstehen zum Beispiel Gelenk- und Muskelrheuma, weil die Toxine an diesen Stellen ideale Lagerstätten finden!
Weiterhin müssen zu dem aus dieser Situation entstehenden Krankheitskomplex alle im weiteren Sinn als Zivilisationskrankheiten bezeichneten Phänomene gerechnet werden.

Das reicht von zunächst banal erscheinenden ersten Anzeichen von Befindlichkeitsstörungen wie Abgeschlagenheit, Vitalitätsverlust, pessimistischer und depressiver Verstimmung bis hin zu Hauterscheinungen wie zum Bei-

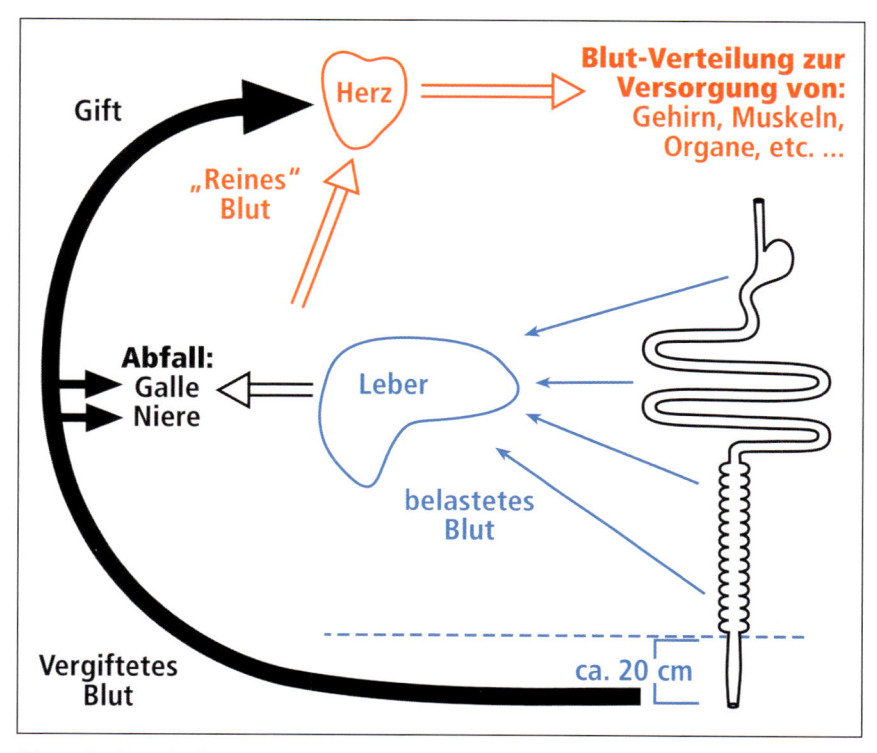

TEIL 1: Informationen und Gedankensammlung über die Funktionen des Darms

```
                    Blut-Verteilung zur
         Herz  ⟹   Versorgung von:
Gift               Gehirn, Muskeln,
                   Organe, etc. ...
    „Reines"
      Blut
                                            ⬋
Abfall:                                     ⬋
  Galle  ⟸   Leber                          ⬋
  Niere                                     ⬋
            belastetes
               Blut
                                    ca. 20 cm
Vergiftetes
   Blut
```

Die zweite Ursache für Allergien und Verschlackung des Gewebes

spiel Ekzemen, Verschleimungen der Atemwege, allgemeiner Infektionsanfälligkeit, Sinusitis, Bronchitis, Ausfluss, Schnupfen usw. und zwar deswegen, weil die Lunge der Partner des Darms ist. Das wussten bereits die alten Chinesen, wir haben das allerdings verlernt. Die Lunge versucht als Erste, die Toxine zu eliminieren, die der Darm nicht mehr bewältigen kann.

Folgende Krankheiten können Hinweise auf bestehende Darmbelastungen sein: Periphere Ablagerungen äußern sich durch Entzündungen oder Degenerationen der Haut (Neurodermitis, Zellulite, Psoriasis), von Schleimhaut und Zähnen (Paradontose, Candida-Befall, Karies), von Knorpel und Knochen (Arthrose und Arthritis), der Hautanhangsgebilde (Brüchigkeit der Nägel, Haarausfall), Allergien aller Art und Asthma.

Es geht um Ihren Darm

Durch Einlagerung und Verstopfung in den peripheren Blut- und Lymphbahnen kommt es zu Versorgungsstörungen aller Organe und Funktionseinschränkungen bzw. -ausfällen wie z.b. am Auge (grüner oder grauer Star, Linseneintrübungen, allgemeine Sehschwäche durch Kurz- oder Fernsichtigkeit), am Hör- oder Gleichgewichtsorgan (Hörsturz, Tinnitus, Schwindel). All das gehört zu den begleitenden Folgen der Übersäuerung.

Ablagerungen und damit verbundene Aufschwemmungen (Ödeme) im Bindegewebe der endokrinen Drüsen beim Mann (Prostatavergrößerung) und bei der Frau (Eierstockentzündung, Störungen der Menstruation) haben Störungen in den hormonell regulierten vegetativen Funktionen des Organismus zur Folge.
Über- oder Unterfunktionen der Schilddrüse, Bluthochdruck, Migräne, klimakterische Beschwerden, Diabetes und Fettstoffwechselstörungen sind andere Symptome der gleichen Ursache.

Alle Formen von Störungen im vegetativen System, die auf Dauer in die Degeneration des einzelnen Organs wie auch des gesamten Organismus münden, beschleunigen den Abbau der biologischen Potenz (Lebenskraft), mindern die Lebensqualität und verringern auch die Lebenserwartung.

Der Tod liegt im Darm! Ist Ihnen das jetzt klar?

Beispiele für Erkrankungen, die infolge einer Darmflora-Entgleisung entstehen

Hauterscheinungen
von Allergie/Neurodermitis bis Hautkrebs

Weitere allergische Formen wie Asthma und Heuschnupfen

Hauterkrankungen gibt es nicht, daher sind Behandlungen ausschließlich an der Haut völlig „für die Katz". Das ist eine Tatsache, die schwer zu schlucken ist, aber es ist eben eine Tatsache. Kortison-Behandlungen täuschen kurzfristig eine Symptomfreiheit vor, aber nur solange Sie sie anwenden. Nach Absetzen der Präparate kommt die Problematik in der Regel verstärkt zurück. Der Preis dafür ist hoch: Sie schädigen damit Ihre Knochensubstanz (in Richtung Osteoporose) und auch Ihre Immunabwehr (in Richtung Immunschwäche) und bringen Ihr Hormonsystem aus der Balance.

> Die Haut ist der Spiegel des Inneren. Es existieren daher keinerlei Hauterkrankungen. Aus diesem Grund sind Behandlungen an der Haut unlogisch, unsinnig und unwissenschaftlich.

Die Haut ist der Spiegel des Inneren. Solange Sie an der Haut herumdoktern, arbeiten Sie an der Warnlampe am Armaturenbrett Ihres Autos und vergessen, dass das Problem sich erst dann tatsächlich erledigt, wenn Sie endlich den Grund abstellen, z.B. Öl nachfüllen. Darüber sollten Sie nachdenken!

Bei Hautproblemen funktioniert in der Regel der Darm in seiner Ausscheidungsfunktion nicht mehr genügend. Der Stoffwechsel versucht, einen Teil der Gifte über die Haut oder Schleimhaut auszuscheiden. Das kennen wir vom Schwitzen. Der normale Schweiß, beziehungsweise der Schweiß von Gesunden riecht kaum. Nur wenn wir müde, böse oder krank sind, stinken wir. Daher sind alle Deo-Roller und dergleichen völlig überflüssig. Ich benutze so etwas persönlich seit über 15 Jahren nicht mehr. Ganz besonders schädlich sind die Kosmetika, die den Schweiß ganz unterdrücken. Es gibt sogar Menschen, die sich die Schweißdrüsen unter den Armen entfernen lassen und es gibt Chirurgen, die dies tun! Damit bleiben die Gifte im Körper und können über diesen Weg nicht mehr ausgeschieden werden. Die Folgen kann man sich leicht vorstellen.

In unserem Fall reizen die Säuren der Ausscheidungen nun die in der Haut oder Schleimhaut befindlichen Immunzellen, so dass diese beginnen, mit Entzündungen auf die Gifte zu reagieren. Durch die ständige entzündliche Reaktion des Immunsystems auf diese Toxine kommt es im Laufe der Zeit zu überschießenden Immunreaktionen (= Allergie).

Allergietests sind daher völlig überflüssig (und noch dazu gefährlich: Allergene werden dabei direkt unter die Haut gebracht und bringen im schlimmsten Fall eine anaphylaktische Reaktion mit sich, die tödlich verlaufen kann!), denn es gibt nur eine Allergie-**Tendenz.** Worauf Sie spezifisch jetzt im Augenblick reagieren, kann sich innerhalb weniger Tage ändern. Wenn Sie heute gegen Birkenpollen und in drei Wochen hauptsächlich gegen Hausstaub allergisch sind, kann man seine Zeit mit ständigen Tests verbringen! So kommt man nicht weiter. Damit verstehen Sie auch, dass eine Gegensensibilisierung wenig Sinn macht. Wogegen soll man Sie denn desensibilisieren? Außerdem werden diese Blut-Tests mit Immun-Globulin-Reaktionen immer verdächtiger. Egal wer als Patient da ist, in Deutschland kommt quasi immer eine angebliche Allergie auf Weizen zum Vorschein. Das kann sicherlich nicht stimmen. Wenn wir nach Frankreich, Italien, Spanien und Griechenland schauen, so leben dort ca. 200 Millionen Menschen, essen täglich Weißbrot und weisen weniger Allergien auf als die Menschen hier in Deutschland. Daran kann es nicht liegen. Weizen ist eine tolle Pflanze, die quasi alles beinhaltet, was wir brauchen, wobei Vollkornweizen sicherlich vorzuziehen ist.

Zur Unterstreichung eine Begebenheit aus unserer Praxis: Die kleine Melanie litt an Neurodermitis. Ein Blut-Test hatte u.a. eine starke Weizen-Allergie angezeigt, die weizenfreie Diät blieb jedoch ohne jeglichen Erfolg. Der Vater sagte sogar: „Vor dem Test hatten wir instinktiv die Milchprodukte und den Eier-Konsum eingeschränkt und es ging Melanie entschieden besser als jetzt mit dieser Diät". Schön, wenn Eltern beobachten und nicht alles glauben, was aus einer Maschine kommt!

> **Blut-Tests sind nicht unbedingt schlüssig und bringen sehr selten die Lösung des Allergie-Problems. Die Ursache muss bekämpft werden, und sie liegt fast ausnahmslos im Darm.**

Alte Schriften sind immer wieder eine Bereicherung. Es ist erstaunlich, wie viel Wissen darin steckt, auch über die Biochemie des Weizens und die Verdauung. Es scheint mir manchmal beim Lesen, wir hätten nicht viel dazugelernt, dafür aber einiges ver-lernt!

Die Legende sagt, dass **Zarathustra,** der universelle Menschenfreund (ca. 1000 vor Christus) der Menschheit ein Getreide als Geschenk gemacht hatte, indem er fünf Getreidearten kreuzte: Gerste, Roggen, Hafer, Mais und Reis. Es entstand der **Weizen, als vollkommene Nahrung,** die alles beinhaltet, was der Mensch braucht.

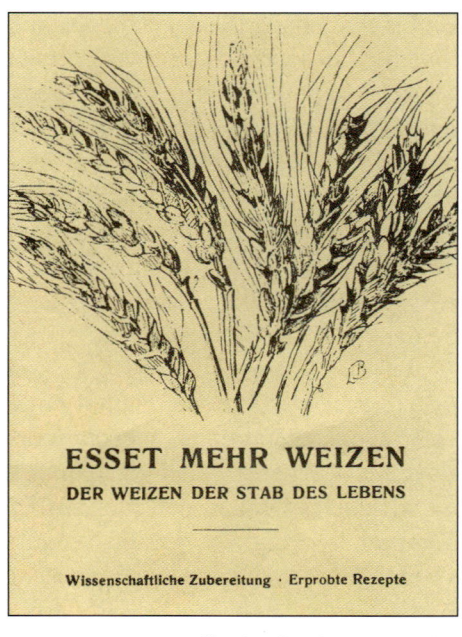

Ein alter Ernährungsratgeber

Unzählige Generationen von Menschen sind damit groß und stark geworden. Schleimsuppe und Porridge wurden z.B. dem Darmkranken zur Genesung gegeben.

TEIL 1: Beispiele für Erkrankungen, die infolge einer Darmflora-Entgleisung entstehen

Ich kann es kaum glauben, wenn ich höre, dass ein solch gutes Lebensmittel in unserer Gesellschaft wohl gar nicht existieren **darf.** Das ist wie bei den guten Kartoffeln. Nach zwei Jahren darf die Keimfähigkeit gar nicht mehr aufrechterhalten werden. Sie machen sich strafbar, wenn Sie alte Kartoffelsorten verkaufen. Was für einen Zweck haben diese Vorgehensweisen, außer bewusst zu schaden? Jetzt verstehen Sie, warum ich es nicht so ernst nehme, wenn bei jedem Test eine Weizen-Allergie herauskommt.

Ich musste einmal vor Gericht. Eine Patientin hatte meine Praxis wegen ihrer Neurodermitis aufgesucht. Ich bot ihr eine Darmsanierung an. Nach drei Sitzungen brach sie die Behandlung ab. Sie hatte Kontakt zu der Chef-Ärztin der Allergologie-Abteilung eines Krankenhauses in einer benachbarten Großstadt gehabt. Die Ärztin hatte ihr erklärt, ich würde den Patienten nur Geld aus der Tasche ziehen wollen, weil meine Therapie keine Chance hätte. Neurodermitis wäre genetisch bedingt und daher unheilbar. Ich freute mich schon auf die Auseinandersetzung mit dieser Medizinerin vor Gericht, nur... sie kam nicht... Tja, keine Ahnung zu haben ist schlimm, aber nicht bereit zu sein, den eigenen Standpunkt zu rechtfertigen, ist absolut schwach. Es gab eine Zeit in Tibet, wo solche Rededuelle öffentlich veranstaltet wurden. Das Publikum durfte entscheiden, wer die besten Argumente und somit „gewonnen" hatte. Dabei musste sich der Verlierer verpflichten, Schüler des „Gewinners" zu werden...

Also merken Sie sich: **Allergie hat mit Genetik absolut nichts zu tun,** auch wenn sogar international anerkannte Forscher es behaupten. Neurodermitis ist nicht genetisch bedingt. Regulieren Sie den Darm, und die Neurodermitis verschwindet in den meisten Fällen. Bedenken Sie auch, dass der Darm vom vegetativen Nervensystem gesteuert wird. Ängstliche und gestresste Menschen können keinen ideal funktionierenden Darm besitzen.

Es gibt im Zusammenhang mit den Allergien glücklicherweise auch Menschen und Firmen, die gute Gedanken entwickelt haben. Alle Eigenblut-Therapien und Immunabwehrsteigerungen sind positive Maßnahmen. Hier sind zum Beispiel die Produkte Allergostop I und II der Firma VitOrgan zu nennen. Das sind Medikamente, die aus Ihrem eigenem Blut während eines

TEIL 1: Beispiele für Erkrankungen, die infolge einer Darmflora-Entgleisung entstehen

Allergie-Schubs hergestellt werden. Mit diesen Therapien immunisieren Sie auf einmal Ihren Körper gegen alle allergischen Probleme, mit denen er zu dieser Zeit kämpft.
Haben die Immunzellen also nun einmal allergisch reagiert, so haben sie die Information des Allergens gespeichert und reagieren sofort, bei jedem erneuten Kontakt, so minimal er auch sein mag.

Mit diesen Erklärungen, die nicht „wissenschaftlich" belegt werden müssen, weil sie sich in der Praxis jeden Tag beweisen, kann man den wissenschaftlichen Unsinn der Aussagen „Neurodermitis ist nicht heilbar" oder „Neurodermitis ist eine genetisch bedingte Erkrankung", erkennen.
Opa hatte Ekzeme, Mama hat Neurodermitis, also sei das Kind genetisch höchst gefährdet, so hört man! Man vergisst dabei leicht die simpelsten Dinge: Opa, Mama und auch das Kind haben gleiche Ess-Gewohnheiten. **Nix mit den Genen!** Die ganze Familie hat die selbe Ess-Art!

Als ich an der Hochschule Karlsruhe Statistik lernte, sagte uns Professor Opitz in der ersten Stunde: „Also Jungs, merkt euch eins: Statistik ist die Kunst, die Würfel so lange zu werfen, bis die richtige Zahl erscheint." Ein kluger Mann!

Es geht also um Marketing. Wie gebe ich etwas (einer Meinung oder einem Produkt), das ich verkaufen will, den Anschein von Wissenschaftlichkeit? Und so werden die medizinischen Studien gemacht: Man nimmt 150 Testpersonen und führt ein Experiment mit einem Medikament durch. Wenn das Ergebnis nicht gut aussieht, dann nimmt man aus dem „Probandengut" die 50 Individuen heraus, die sich negativ auswirkten und man kann ohne zu lügen fest behaupten, dass man einen Feldversuch mit 100 Patienten durchgeführt hat und dass die Ergebnisse überaus positiv waren. Wenn man weiß, dass die meisten Studien von den Firmen bezahlt werden, die diese Produkte herstellen, so ist diese Praxis nicht so unverständlich. Wer geht denn von sich aus auf Konfrontationskurs mit seinem eigenen Geldgeber?
Die Pharmaindustrie schult aufgrund dieser erfreulichen Ergebnisse die Pharmareferenten, die wiederum den Ärzten tolle Statistik-Bilder vorlegen – Ist das nicht schön? Wer will da irgendetwas anderes behaupten, ohne als Querulant, Scharlatan, Renegat oder wie auch immer bezeichnet zu werden?

TEIL 1: Beispiele für Erkrankungen, die infolge einer Darmflora-Entgleisung entstehen

Ein „Bonbon" für die Haut zum Schluss

Sie alle haben sicherlich vom Säureschutzmantel der Haut gehört. Der pH-Wert (Säurepegel) der Haut ist wissenschaftlich gemessen worden, und der Wert, der durchschnittlich gefunden wurde, beträgt 5,5. Dieser Wert zeigt **extrem** viel Säure an. Daher hat der Mensch gesagt: „Wenn so viel Säure da ist, dann braucht der Körper diese wohl." Da ihm dazu nichts anderes einfiel, nannte er das Untersuchungsergebnis den „Säureschutzmantel" der Haut. Und um diese hanebüchene Geschichte zu untermauern, hat man die tollsten Gedanken hinzugefügt, zum Beispiel: „Damit schützt sich die Haut vor Mikro-Keimen." Die Tatsache, dass pathologische (krankmachende) Mikroorganismen Säure bevorzugen, hat man ganz außer Acht gelassen. Eine ganze kosmetische Industrie hat sich dieser „Tatsache" bedient und marketingmäßig ausgeschlachtet. Körper-Lotionen mit „ph-neutral" 5,5 werden überall angeboten.

Nein, es ist anders. Der Körper ist in seinen Ausscheidungsfunktionen, besonders über Darm und Blase, geschwächt und versucht, die Säure über die Haut auszuleiten. Es ist also kein „Säureschutzmantel", sondern – wie eine Kollegin sagt – der „Säureschmutzmantel". Das, was an der Haut gemessen wurde, ist der ganze Dreck, den unser Körper nicht mehr haben will. Wollen Sie es spüren? Dann reichern Sie Ihr Badewasser mit einem basischen Badesalz an, und sie werden schäumende Bäder vergessen. Danach haben Sie wirklich Ihre Baby-Haut wieder. Früher hat man sich mit Kernseife gewaschen, eine Gewohnheit, die man nur unterstützen kann, denn Kernseife ist extrem basisch (bis pH-Wert 10) und entsäuert die Haut und das Unterhautgewebe.

> **Es gibt keinen Säureschutzmantel der Haut, sondern nur einen durch Ausstoß von säurehaltigen Giften bedingten „Säureschutzmantel", den es gilt zu reinigen und dessen Quelle versiegen zu lassen.**

Mit diesem Wissen können Sie auch die Problematik **Hautkrebs** neu bewerten. Es herrscht bei uns eine Hysterie in Sachen Hautkrebs, die das Problem noch schlimmer macht. Es wird gesagt, dass die Sonnenstrahlen unsere Haut derart schädigen, dass Hautkrebs entsteht. Das schürt Angst. Viele junge Eltern möchten ihre Kinder schützen und schmieren sie mit Sonnenschutzfaktor 20 oder „Sun"-Blocker ein. Die Kinder werden bei Sonne verpflichtet, eine Mütze und Kleidung mit langen Ärmeln zu tragen. Erwachsene leben ihre Angst anders aus: Sie sitzen zu Hause und schauen sich jeden Leber-Fleck dreimal pro Tag an, in der Meinung, er hätte sich verändert, und rennen ständig zum Hautarzt, damit der die Hautmale überprüft bzw. entfernt. Einige Patienten sind von den unzähligen kleinen Operationen derart von Narben übersät, dass sie wie ein Flicken-Teppich aussehen.

Diese Einstellung kann nicht gesund sein. Angst erzeugt Säure. Fokussierte Angst auf das Organ Haut bringt eindeutig vermehrt Hautprobleme. Auch wenn unsere Ozon-Schicht durch unsere Industrie etwas beschädigt wurde, **ist und bleibt die Sonne gesund und notwendig.** Wir brauchen diese Strahlen unbedingt, und ohne Sonne ist kein Leben möglich. Früher hat man geseufzt über die armen englischen Kinder von London, die durch die engen Gassen der Stadt und den oft herrschenden Nebel sooo wenig Sonne bekamen. Wir haben ihnen sogar den Namen einer Erkrankung gewidmet, „die englische Krankheit". Es ist die Rachitis, eine Fehlbildung der Knochen. Es fehlt diesen Kindern Vitamin D, das aus Cholesterin unter Einfluss von Sonnenstrahlen gebildet wird. Bekommen wir zu wenig Sonne, so haben wir zu wenig Vitamin D, und die Knochen bleiben weich und wachsen schlecht. Zusammengefasst hält Sonnenlicht die Haut elastisch, senkt den Cholesterinspiegel und beugt sogar Arteriosklerose vor.

Ich komme gerade von einem Urlaub auf Sizilien. Ich habe da Straßenarbeiter gesehen, die bei 40 Grad Celsius mit nacktem Oberkörper in praller Sonne gearbeitet haben. Fragen Sie doch diese Menschen, was für einen Sonnenschutzfaktor sie benutzen. Sie werden gar nicht wissen, wovon Sie reden. Sie laufen das ganze Jahr so herum. Auch in Afrika ist das Krankheitsbild des Hautkrebses nahezu unbekannt.

Also ist unsere Denkweise irgendwie fehlerhaft. Nicht die Sonne ist böse. **Wir sind dabei, zu degenerieren.** Hautkrebs entsteht erst dann, wenn die Haut und das Unterhautgewebe voller Toxine und übersäuert sind. Säubern Sie das Milieu, und Sie brauchen sich keine weiteren Gedanken zu machen. Eine Kollegin hat ihre langjährige Sonnenallergie mit ein paar Sitzungen in einer Infrarot-Sauna geheilt. Andere Patienten haben in meiner Praxis dieselbe Allergie durch Darmsanierung und Einsatz von Probiotika (in diesem Fall Coli-Bakterien) auch geheilt.

Gehen Sie an die Sonne. Lassen Sie die Kinder draußen spielen. Die Natur hat es so schön eingerichtet. Im Frühjahr fängt die Gewöhnungsperiode langsam an, damit die stärkeren Sommersonnenstrahlen keine Probleme verursachen können. Auch hier gibt es zwischen Gift und Medikament nur einen Unterschied: Die Dosis!

Zum Thema Haut und Darm:
Ein Sonderfall mit Psoriasis (Schuppenflechte)
Seit meinem 20. Lebensjahr litt ich selbst an Psoriasis. Dabei handelt es sich nach Meinung der Schulmedizin um eine schwere, genetisch bedingte Erkrankung der Haut, die mit schollenartigen Schuppen und tiefen Rissen der Haut einhergeht. Nach der Lehrmeinung ist diese Erkrankung schlicht **unheilbar,** weil eben genetisch. Die Schuppen liegen je nach Person an anderen Stellen, aber die Ellenbogen und die Knie sind meistens betroffen. Auch am Rumpf können solche unschönen Flecken auftreten. Bei mir waren nicht nur die Ellenbogen, sondern der gesamte Anal-Genital-Bereich betroffen. Der Juckreiz war unerträglich. Menschen, die Neurodermitis oder ähnliche Erkrankungen erlebt haben, wissen, dass man sich am liebsten die Haut fetzenweise vom Leib abreißen möchte. So habe ich manche Nächte mit Handschuhen verbracht, damit ich mir im unbewussten Zustand nicht zu viel Schaden zufügen konnte. Ich hatte damals, als Informatiker, eine verantwortliche Position im Vertrieb und war ständig mit Auto und Flugzeug unterwegs. Meist konnte ich kaum sitzen, trug stets zwei Unterhosen, damit das Blut die Hose nicht befleckte... Ein Bild des Grauens! Ich war bei vielen Ärzten, sogar bei einem der besten Hautärzte Deutschlands in Düsseldorf. Sein Schüler in Hilden sagte mir wörtlich: „Herr Alix, Sie werden Ihr ganzes Leben Kortison einnehmen müssen." Ich habe es nie getan, egal wie die Schmerzen und die Situation waren, es sei denn, einige Ärzte haben mir, ohne mein Wissen, eine kortisonhaltige Salbe verschrieben. Die Namen der Bestandteile versteht der Medizin-Laie nicht.

TEIL 1: Beispiele für Erkrankungen, die infolge einer Darmflora-Entgleisung entstehen

Manchmal kam schiere Verzweiflung auf. Mit 35 Jahren entschloss ich mich, Heilpraktiker zu werden. Ab diesem Zeitpunkt suchte ich verzweifelt nach Mitteln gegen die Psoriasis. Es gibt nichts auf dem Markt an Naturheilmitteln, was ich nicht eingenommen, auf die Haut geschmiert oder worin ich gebadet habe. Manchmal habe ich gejubelt, weil eine Besserung eintrat – wie z. B. nach Fumar-Säure –, aber die Problematik kam immer wieder, in unverminderter Stärke. Bis ich mich irgendwann um meinen Darm kümmerte. Ich erfand, was ich heute „Mini-Klistier" nenne. Täglich abends vor dem Schlafengehen legte ich mich auf den Boden im Badezimmer und gab mir selbst mittels einer Spritze eine basische Mischung in den Darm. Nach einer Woche war das Gesamtbild wesentlich besser. Ich wollte dieses Mal aber nicht jubeln, das hatte ich bereits zu oft zu früh gemacht. Nach vier Wochen war alles geheilt. Seitdem sind fast 15 Jahre vergangen. Es ist nicht wiedergekommen! Also wieder dasselbe: **Nix mit den Genen!**

Den Darm pflegen, ihn in seine Mitte zurückbringen, frisch und sauber, dann geht es einem insgesamt wieder gut!

Nichtsdestotrotz ist und bleibt die Psoriasis eine schwer zu behandelnde Erkrankung. Ohne Darmsanierung, Regulierung des Säure-Basen-Gleichgewichtes und eine konsequente Umstellung der Ernährung sehe ich keinerlei Chance, diese Problematik zu heilen. Unterdrücken ist kein Problem. Jeder soll sich seinen Weg aussuchen und letztendlich selber überlegen, wie viel Leid er auf sich nehmen will.

Bei der Psoriasis setze ich gerne Produkte der Firma VitOrgan ein, nämlich Neypsorin, Neydigest und Neythymun, die als Mischspritze einmal wöchentlich intramuskulär verabreicht werden. Auch die Fumar-Säure möchte ich nicht verbannen, obwohl sie bei mir nicht direkt zum Erfolg führte, und letztendlich möchte ich Weihrauchtabletten nennen. Weihrauch ist ein fantastisches Produkt. Es beruhigt den Darm und verbessert den Stoffwechsel. Man muss allerdings mehrere Monate lang insgesamt ca. 1 Gramm Weihrauch täglich einnehmen.
Vorsicht mit Vitamin-Pillen bei Psoriasis. Viele beinhalten **Sorbit,** das für die Genesung bei Psoriasis sehr hinderlich sein kann.

TEIL 1: Beispiele für Erkrankungen, die infolge einer Darmflora-Entgleisung entstehen

Pilzerkrankungen

Bei Übersäuerung, die zur Entgleisung der Darmflora führt, verändern sich auch harmlose Darmbewohner in gefährliche Gegner. So beheimatet zum Beispiel jeder Mensch Millionen von Candida-Pilzen in seinem Darm. Das ist völlig normal. Deswegen ist die bloße Feststellung von Candida albicans im Darm keinerlei Grund zur Aufregung. Wichtig ist zu wissen, ob die Pilze aktiv sind. Ist der Säurepegel zu hoch, werden die Candida-Pilze aktiv und fangen an, sich wie wahnsinnig zu vermehren. Sie produzieren Stoffe, die zum Ziel haben, die Immunabwehr zu schwächen. Ist die Abwehr erst zu Fall gebracht, können sie sich austoben und Gifte en masse produzieren.

Danach versuchen die Pilze, sich durch die Darmwand hindurchzubohren und andere Organe zu besiedeln. Und das schaffen sie, wenn sie keinen Widerstand finden. Widerstand kommt von unseren Makrophagen-Immunabwehrzellen. Diese werden allerdings wesentlich durch chemische Präparate gehemmt.
Wie der eminente Mikrobiologe des Darmes, Dr. Hauss sagt: „Diclofenac, Zovirax, ASS, Ibuprofen und Kortison" hemmen unsere Immunabwehr und fördern die Pilzausbreitung im Körper.

Defensine sind die Urbausteine der Immunabwehr und werden durch eine gesunde Darmwand auf Anforderung einer gesunden Darmflora gebildet. Chemische Präparate unterdrücken sie.

Ich führe seit Jahren keinerlei pilztötende Therapie mehr durch. Diese Therapien sind unnötig und sogar meist nebenwirkungsreich. Eine Milieu-Veränderung bzw. -Bereinigung reicht aus. Wenn wir den pH-Wert im Darm durch Basenpulver und eine gute basische Ernährung auf über 7 zurückbringen, so können die Pilze sich nicht mehr vermehren, weil die Umgebung für sie nicht richtig ist. Dafür besiedeln wir den Darm mit schönen Coli-Bakterien und Laktobazillen, die wiederum unsere Immunabwehr aufbauen. Die uns wohlgesonnenen Bakterien geben Signale an unsere Immunzellen und

TEIL 1: Beispiele für Erkrankungen, die infolge einer Darmflora-Entgleisung entstehen

lassen bei Bedarf Defensine bilden. Defensine sind kleine Teilchen, die sowohl Viren als auch Pilze und unerwünschte Bakterien ausschalten können. Defensine brauchen zu ihrem Aufbau den Wunderstoff Schwefel.

Blasen-Entzündungen

Es ist immer wieder erstaunlich, wie gut Patienten, die immer wieder Blasen-Entzündungen erleiden, auf eine Darmsanierung reagieren. Die Keime kommen aus dem Darm und infiltrieren das Gewebe. Meine eigene Schwiegermutter bekam regelmäßig alle zwei Monate eine solche Erkrankung. Nach einer von uns durchgeführten Darmsanierung – mit sechs Sitzungen Colon-Hydrotherapie – war der Spuk fast vorbei. Wie gesagt, ohne jegliche Behandlung von Niere oder Blase.

Rheumatische Gelenkbeschwerden/Gicht

Professor Wendt hat so schön erklärt, wie dünnwandig die Blutgefäße in den Gelenken sind. Diese feinsten Arterien (Kapillaren oder Haargefäße) der Innenschicht der Gelenke (genau wie die Kapillarwand im Lebersinusoid) besitzen keine Basalmembran! Nirgendwo im Körper sind also die kleinsten Arteriolen dünner. Die Wand der Kapillaren besteht da nur aus einer einzigen Zellschicht. So können Toxine an dieser Stelle quasi ungehindert vom Blut in den Gelenkspalt gelangen und die Knorpelschicht schädigen. Da die Antigene im Blutsystem kreisen, haben wir ein allgemeines, also systemisches Bild, bei dem quasi alle Gelenke betroffen sind. Da müssen wir als Therapeuten eine feine Spürnase haben und die Toxine ausleiten. Noch besser ist es, vorzubeugen. Wenn wir den Darm mit **Colon-Hydrotherapie** sauber halten, kreist kaum bzw. gar kein Gift im Blut herum. Dieses Problem entsteht dann also gar nicht.

Menschen, die unter rheumatischen Schmerzen leiden, sind immer chronisch übersäuert.
Sind die Säuren aus der Ernährung (zu viel tierische Eiweiße – siehe weiter unten im Text) zu zahlreich, bleiben sie nicht in gelöster Form im Blut, sondern verdichten sich zu sogenannten Pseudo-Kristallen (Präzipitation), die mit dem Blut herumkreisen. Wir können diese Säurekristalle mit Hilfe der Dunkelfeldmikroskopie des Blutes im Mikroskop problemlos sehen. Es ist für jeden Patienten einleuchtend, dass diese „Glassplitter", die er in seinem eigenem Blut sieht und die manchmal bis zu 20 mal so groß wie ein rotes Blutkörperchen sind, Schmerzen bereiten. Die Einlagerung der Kristalle in die Gelenke und hier besonders am Grundgelenk der großen Zehe, da wo das Blut am langsamsten fließt, erzeugt das Beschwerdebild der **Gicht**.

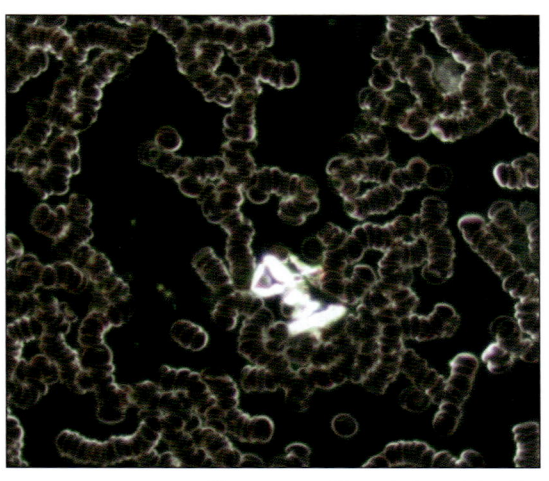

Übersäuertes Blut mit Säurekristallen

Kopfschmerzen/Migräne

Die Bezeichnungen „Kopfschmerz" und „Migräne" sind sehr dehnbare Begriffe. Manch ein „Migräne-Patient" ist nach einer sanften und gründlichen chiropraktischen Behandlung der Halswirbelsäule geheilt nach Hause gegangen. Wir kennen sonst unzählige Färbungen („Modalitäten") des üblichen Kopfschmerzes. Der Leberkopfschmerz befällt hauptsächlich die Schädelkalotte, der Gallenkopfschmerz insbesondere die Schläfenpartien, da wo die Gallenblasenmeridiane verlaufen, und der Nierenkopfschmerz ist gerne diffus.

Wie auch immer, was haben sie alle gemeinsam? Sie beruhen alle auf einer Vergiftung. Die Ausleitungskanäle sind, ganz gleich aus welchem Grund, nicht mehr in der Lage, die Menge an Toxinen nach außen zu befördern. Und wo kommen diese Toxine/Gifte her? Wo kommt das Blut her, das zur Leber/Galle und zur Niere geht? Könnte es der Darm sein? Ja, das ist es! Wir sehen hier wieder, dass die Hygiene des Darms eine zentrale Rolle spielt!

Können die Toxine nur zum Teil ausgeleitet werden, so lagert sich der Rest im Gewebe ab. Diese Gifte sind per Definition toxisch und verursachen an der Zelle eine Säure-Ausschüttung. Wird die Menge zu hoch, so muss der Körper reagieren und diesen Abfall auslagern. Er bedient sich dazu des **ältesten Reinigungsprozesses überhaupt, der Entzündung.** Mit der Entzündung wird sehr viel Blut, Immunabwehr („Straßenkehrer") und Flüssigkeit zum Abwaschen (Lymphe) herbeigerufen. Daher haben wir bei der Entzündung meist eine Rötung, eine Schwellung und eine Erwärmung.

Im Falle der Migräne lagern sich diese Säuren in der Muskulatur der Halswirbelsäule und sogar teilweise direkt im Gehirn ab. Dort führt der Entzündungsprozess zu einem Lokalödem, einer Wasseransammlung. Dadurch entsteht ein mechanischer Druck auf die Nervenbahnen, der den migränetypischen Schmerz verursacht.

Muskelrheuma

Die Zusammenhänge sind auch für diesen Rheuma-Sonderfall, der immer mehr um sich greift, aus der vorausgegangenen Erklärung einleuchtend. Auch hier versucht der Körper, die Gifte aus dem Stoffwechsel auszulagern. Diese Toxine werden in dem Lager „Muskel" abgelegt, bis „das Fass zum Überlaufen voll ist". Die dann entstehende chronische Entzündung des Gewebes, besonders der Skelett-Muskulatur des Rückens und der Oberschenkel, beeinträchtigt mächtig die Beweglichkeit. Ist der Patient bei seiner Ernährungsweise nicht einsichtig, so wird die Leber überflutet, und es steigen auch sol-

TEIL 1: Beispiele für Erkrankungen, die infolge einer Darmflora-Entgleisung entstehen

che Werte wie Cholesterin im Blut, was dem Arzt den Anlass gibt, das i-Tüpfelchen auf diese ganze Problematik aufzusetzen: Einen Cholesterin-Senker (Lipid-Senker). Diese Präparate haben zum größten Teil verheerende Nebenwirkungen, wie wir im Falle Lipobay gesehen haben. Sie greifen tief in das Steuerungssystem des Körpers ein und stören den Muskelstoffwechsel beträchtlich. Damit ist es bis zur Diagrose „Fibromyalgie" nicht mehr weit, auch hier werden wiederum die Symptome mit unterdrückenden Präparaten eine Zeit lang maskiert... Na ja, Medizin könnte so einfach sein!

Darmerkrankungen/Morbus Crohn/Colitis ulcerosa

Blähbauch, chronische Verstopfung und Durchfälle, Darmentzündungen bis hin zu den blutigen Darmentleerungen von Morbus Crohn und Colitis ulcerosa entstehen einzig und allein durch die fehlbesiedelte Darmflora und ein fehlbelegtes Darmmilieu. Alle diese Erkrankungen sind therapierbar und meist heilbar, auch wenn für die beiden letzten mehr Aufwand und Geduld notwendig sind. Meistens haben diese Entgleisungen des Darmstoffwechsels ihre allererste Ursache in einer akuten Vergiftung, wie bereits oben im Fall der Neurodermitis beschrieben. Spezifische Ausleitungsverfahren der chemischen Gifte sind vor dem Beginn der Darmsanierung in diesem Fall unumgänglich.

Crohn-Patienten haben keine Defensine mehr! Defensine werden aber von einer gesunden Darmflora gesteuert. Daher ist es eminent wichtig, bei diesen chronischen blutigen Darmdurchfällen das Darmmilieu und die Darmflora zu normalisieren und aufzubauen. Neben Entsäurungspulver wie Merlin, Immunmodulatoren wie Regacan (Syxyl) und Darmflora-Aufbau z.B. mit Mutaflor (Ardeypharm) und Bio-Cult (Syxyl) haben sich Mischspritzen von der Firma VitOrgan bewährt (einmal i.m. – intramuskulär – wöchentlich mit Neydigest + NeyThymun.) ebenso Myrrhe- und Weihrauch-Präparate. Eine Besserung des Zustands ist bis auf absolute Ausnahmen immer zu verzeichnen. Wichtig ist mir, dass Sie verstehen, dass diese Erkrankungen mit Genetik nichts zu tun haben.

Sonderfall Darmkrebs

> **Schützen Sie sich vor Darmkrebs! Es ist einfach!
> Sie brauchen nur auf Ihre Ernährung zu achten.**

Darmkrebs ist in den westlichen Ländern eine häufige Todesursache. Bei den Naturvölkern ist auch diese Entgleisung unbekannt. Darmkrebs entsteht in mehr als 80 % der Fälle im Enddarm. Früher war man sich dieser Tatsache so sicher, dass die Ärzte die „digitale rektale Untersuchung" (Tastbefund des Enddarms mit dem Mittelfinger) als ausreichende Diagnostik angesehen haben. Es gibt als Ursache für diese Krebsart zwei Komponenten.

> **Darm-Karzinome entstehen meistens deswegen, weil der Mastdarm ständig voll ist und die an dieser Stelle entstehenden Gifte nicht resorbiert und der Leber zur Entgiftung zugeführt werden können. Fragen Sie sich, warum 80 % aller Darm-Karzinome sich innerhalb der letzten 20 Zentimeter des Darms entwickeln!**

- Die erste Komponente ist eine anatomische. Der Mensch hat in der Evolution Hunderte von Millionen von Jahren als Vierbeiner verbracht. In dieser Position war der Enddarm waagerecht. Die Erdanziehungskraft zog den Kot nicht in Richtung Enddarm und somit war dieser immer leer. Nur dann, wenn das Tier „Frühmensch" seinen Darm entleeren wollte, hat es sich hingesetzt, so wie die Hunde und andere Tiere es heute noch tun. Heute stehen wir auf zwei Beinen und unser Enddarm ist mit Kot gefüllt. Seine Schleimhaut ist allerdings hierfür nicht erdacht worden.
- An dieser Stelle greift die zweite Ursache. Unsere „nicht artgerechte," tiereiweißreiche Ernährung sorgt für einen sehr sauren Kot voller Fäulnisgifte. Die hierfür nicht vorgesehene Schleimhaut des Enddarms kann nur eine gewisse Zeit in dieser toxischen Umgebung überleben und entgleist eines Tages. Heiner Boeing und Jakob Linseisen führten eine Studie an

500.000 Personen durch. Demnach steigt das Darmkrebsrisiko mit täglich 100 Gramm Schweine-, Rind- oder Lammfleisch um ganze 49 % und mit täglich 100 Gramm Wurst, Speck oder Schinken sogar um 70 %.

Diese Zahlen sprechen für sich. Patienten, die mir sagen, sie könnten auf Fleisch und Milchprodukte nicht verzichten, sage ich einen einzigen Satz:

Sie sind der Kapitän auf Ihrem Schiff und ohne Widerspruch dürfen Sie entscheiden, wie viel Sie später leiden möchten.

Darmdiagnostik:
Ich bin kein Freund der heute übertriebenen Darmdiagnostik mit den halbjährigen Darmspiegelungen.
Darmspiegelungen sind sicherlich dann angezeigt, wenn ein **begründeter Verdacht** für eine gefährliche Entgleisung besteht, wie zum Beispiel bei Blut im Stuhl. Die Idee, öfter bzw. regelmäßig den Darm zu kontrollieren, basiert auf der Hoffnung, man würde die Zahl der Erkrankungen durch Frühdiagnostik senken.
Nun ist es aber nicht zu erkennen, dass die Zahl der Darmkrebsfälle in den letzten Jahren nach unten gegangen wäre, im Gegenteil!

Ich bemängele bei dieser Vorgehensweise drei **Kardinalfehler:**
- Zuerst werden die Patienten verängstigt – und Angst erzeugt bekanntlich Säure und „schnürt" den Darm. Viele Patienten leben Wochen vor der Spiegelung nur noch mit dem Gedanken „Was wird der Doc dieses Mal finden?". Es ist eine gewisse Konditionierung des Darms auf „krank", anstatt bewusst, sorglos und intensiv zu leben.
- Zweitens muss ganz klar gesagt werden: Diese Maßnahme ist **keine Vorbeugung!** Es ist eine reine Früh- und Zufallsdiagnostik. Den Patienten wird dadurch eine Scheinsicherheit vorgegaukelt... Wenn alles gut und ohne Befund gewesen ist, kann der Patient weiter leben und „sündigen" wie bisher..."
- Drittens wird den Patienten so gut wie nie empfohlen, auf ihre Ernährung zu achten. Wie auch? Diätetik gehört nicht mehr zum Ausbildungsplan der jungen Ärzte.

TEIL 1: Beispiele für Erkrankungen, die infolge einer Darmflora-Entgleisung entstehen

Das Richtige liegt für mich wie immer in der Mitte. Diese Diagnostik ist bei Verdacht richtig. Auch der Patient, der sich sorgt, es könnte in seinem Darm etwas nicht in Ordnung sein, soll diese Darmspiegelung (Koloskopie) durchführen lassen. Das ist in diesem Fall besser, als die Nächte in Angst zu verbringen.

Allerdings sollten sofort danach Maßnahmen ergriffen werden, die den Darm entgiften und kräftigen. Dann ist eine Entgleisung fast ausgeschlossen. Es ist der Zweck dieses Buches, zu erklären, was zu tun ist.

Nicht zuletzt soll gesagt werden, **dass die Darmspiegelung nicht risikofrei ist.** Viele Patienten bekommen hierdurch Probleme, die sie vorher gar nicht hatten. Ich will hier nicht von den Patienten reden, die mechanische Verletzungen durch diese Untersuchung davontragen.

Frau K. aus Solingen wurde regelrecht zu dieser Untersuchung gedrängt. Sie hatte vorher niemals Probleme mit dem Darm und mit der Verdauung gehabt. Fünf Tage nach der Untersuchung bekam sie zum ersten Mal Durchfälle, die so schlimm wurden, dass man von blutigen Stühlen sprechen konnte. Sie wurde ins Krankenhaus eingeliefert und bekam zehn Tage lang Infusionen. Es half nichts. Nach Absetzen der unterdrückenden Chemie bekam sie immer wieder Blutungen, so dass sie nach einem dreiwöchigen erneuten Krankenhausaufenthalt operiert wurde. Man entfernte ihr zehn Zentimeter Darm. Dennoch hörten die Blutungen nicht auf. „Infektiöse Colitis Ulcerosa" lautet die Diagnose. Dreimal dürfen Sie raten, woher die Infektion kam.

Krebs

Vermeiden Sie Krebs, indem Sie u.a. Ihr Gewebe vor Säure schützen. Damit sichern Sie die richtige Sauerstoffzufuhr für Ihre Zellen.

Es geht um Ihren Darm

Durch eine falsche Ernährungsweise kann nicht nur Darmkrebs entstehen, sondern Krebs überall im Körper. Eine menschliche Zelle wird nur und ausschließlich zur Krebszelle, wenn sie von der Sauerstoffversorgung ausgeschlossen wird. Krebs hat mit Genetik absolut nichts zu tun, auch wenn die Pharmaindustrie es für den Verkauf ihrer Präparate gerne anders haben möchte. Die Beweisführung finden Sie in meinem „Krebsbuch".

Wir haben gerade gesehen, dass der Stress des modernen Lebens, die Gifte der modernen Industrie sowohl in Nahrungsmitteln als auch in chemischen Medikamenten und überhaupt das Übermaß an tierischen Eiweißen in der heutigen Ernährungsweise viel zu viel Säure in unserem Körper erzeugen. Diese Säure-Attacken können nicht immer vom Körper mit Basenreserven kompensiert werden. Es passiert immer wieder, dass Thrombosen entstehen. Wir wissen das doch zur Genüge. Die Herzkreislauf-Erkrankungen sind der „Killer" Nummer eins, sogar noch vor dem Krebs.

Oft entstehen Thrombosen nach Verabreichung von chemischen Medikamenten. Beobachten Sie das. Es passiert nicht nur bei Vioxx und bei Östrogenen. Davon will ich aber hier nicht reden. Das sind Thrombosen, die nicht zu übersehen sind, wie Lungenembolie, Schlaganfall, Herzinfarkt, Beinthrombose etc.

Nein, ich will von den Millionen von immer wieder vorkommenden Mikro-Thrombosen des Gewebes sprechen, die durch dessen Übersäuerung entstehen. Diese Mikro-Unfälle werden von unserer Immunabwehr und den Ausgleichsmechanismen des Blutes immer wieder aufgelöst bzw. repariert, so wie die Polizei immer wieder die Unfallautos von den Autobahnen räumen lässt... Allerdings bleiben im Gewebe während dieser Behinderungen des Blutflusses die zu versorgenden Zellen immer länger ohne Sauerstoff, bis sie irgendwann in die Gärung kippen und zu Krebszellen werden.

Immunsystemerkrankungen

Immunschwäche (besonders Infektanfälligkeit bei Kindern) oder auch sogenannte Autoimmunerkrankungen entstehen meistens ursächlich im Zusammenhang mit einem falsch funktionierenden Darm. 80 % des menschlichen Immunsystems sind in der Darmwand lokalisiert. Folglich wird das Immunsystem einschließlich der Lymphe massiv durch die Darmgifte gestört. Die sogenannten Autoimmunerkrankungen sind Neuzeiterscheinungen. Auch sie existieren im eigentlichen Sinne nicht.

Es wurde bereits dargestellt, dass das Gewebe bei Fehlernährung und falscher Lebenseinstellung/Lebensgestaltung mit der Zeit völlig verschlackt. Es kommt zu einer lokalen Übersäuerung in einem Organ mit darauf folgender Mutation von Eigenviren (siehe Buch „Es geht um eine Zukunft ohne Krebs") und eventuell mit Kalkansammlung. Das Ganze ist nicht mehr funktionsfähig. Der Körper reagiert mit einer Entzündung und schickt die „Straßenkehrer" der Immunabwehr, um dieses Gebiet zu reinigen. Unsere offizielle Medizin nennt es „Autoimmunerkrankung" und spricht von einem Überschießen der Immunabwehr, der mit einer Unterdrückung zu begegnen wäre. So ein Schmarren! Im Gegenteil: Die Immunabwehr, die Saubermänner des Gewebes, muss gestärkt werden. Gleichzeitig muss man das Gewebe entgiften.

Viele dieser Prozesse verlaufen nicht akut, sondern unterschwellig, zunächst ohne spürbare Symptome. Das gilt sowohl für Immunentgleisungen als auch für Darmerkrankungen. Es sind die Menschen, die sich ständig ein wenig mehr vergiften und ganz langsam aber auch ganz sicher in die Degeneration abdriften, ohne dass die Blutparameter der kassenärztlichen Untersuchung etwas anzeigen.

Wie oft habe ich Patienten übersäuert und sklerotisiert bis über beide Ohren vor mir gehabt, die sagen: „Ich war aber vor kurzem beim Arzt, er hat Blut abgenommen, es ist **alles** in Ordnung..."

Herz- und Blutgefäßerkrankungen

In der Medizin wird heute diskutiert, dass für Herzinfarkt oder Schlaganfall bestimmte krankmachende Bakterien verantwortlich seien. Bakterien und Viren können sicherlich nicht die Ursache sein! Auch hier gilt der wunderbare Satz: „Der Erreger ist nichts, das Terrain ist alles." Bakterien befallen ausschließlich schwaches Gewebe. Hier kann im Verlauf des Krankheitsgeschehens einer Arteriosklerose die Innenhaut der Blutgefäße durch Anlagerung von Toxinen so geschädigt werden, dass sich ein entzündlicher Prozess bildet und Bakterien sich dann auch einnisten können. Wir kennen die Folge als Arterien- und Venenentzündungen. Im Verlauf dieses Prozesses werden die glatten Gefäßwände beschädigt, was weitere Folgen nach sich zieht. Die ursprüngliche Toxinansammlung und die daraus resultierende Säurebildung kommen aber größtenteils von einem vergifteten Darm.

In amerikanischen Studien wurden Herzinfarktpatienten mit säureabbauenden Präparaten und schützenden Vitaminkombinationen behandelt. Die Studie hat ganz klar belegt, dass sich das Fortschreiten der Arterienverkalkung hierdurch deutlich verlangsamt hat oder gar zum Stillstand gekommen ist. Dabei muss gesagt werden, dass kurzfristig der Säureabbau vorrangig ist. Mittelfristig ist der Abbau der überschüssigen Eiweißablagerungen notwendig. Die Vitaminverabreichung ist nur Beiwerk. Somit gehe ich absolut nicht konform mit den Äußerungen des medienwirksamen Dr. Rath. Er hat meiner Meinung nach das Problem total verkannt, auch wenn Vitamine grundsätzlich Gutes tun. Ich werde dies in einer späteren Schrift im Detail erklären.

Chronische Müdigkeit und Konzentrationsmangel

Leicht nachvollziehbar und logisch ist der Rückschluss, dass der Körper nicht mehr leistungsfähig ist, wenn er sich permanent mit vielen Giften auseinandersetzen muss und sich in einem dauerhaften Entzündungsstadium befindet. Chronische Müdigkeit ist in den meisten Fällen ein Leberproblem. Wer die Anatomie ein wenig kennt, weiß, dass die Leber das Blut aus der Darmwand zur Prüfung und Verarbeitung „präsentiert" bekommt. Also kurz gesagt: Wir essen, der Speisebrei wird mechanisch durch die Zähne und den Magen, durch Säure im Magen und enzymatisch durch verschiedene Säfte, vom Speichel bis zum Darmsaft, aufgebrochen. Dieser Brei liegt jetzt fertig zur Verwertung im Darm. Die Zellen an der Darmwand nehmen daraus alles, von dem sie meinen, wir könnten es gebrauchen. Diese Stoffe werden über das Blut zur Leber gebracht. Ist der Darm belastet, so lagern im Darm unendlich viele Gifte. Diese kommen unweigerlich mit dem Blut zur Leber, unserer Entgiftungszentrale, sie muss das Blut von diesem Dreck befreien. Gelingt der Leber das nicht, so kreisen Gifte im Blut. Wir bekommen z.B. Kopfschmerzen, weil unsere Hirnzellen diese Gifte nicht vertragen können und Hautjucken, weil unsere Haut versucht, Toxine auszuscheiden.

Das Bild der chronischen Müdigkeit kann allerdings auch andere Ursachen haben, wie zum Beispiel den Verlust des Zellmagnetismus. Wir wohnen in Häusern, die meistens eine Stahlbetonplatte als Fundament besitzen. Die für unsere Gesundheit unentbehrlichen Schwingungen der Natur können wir dann, wenn überhaupt, nur geschwächt empfangen. Das gleiche gilt für die Wände und den dadurch entstehenden Verlust der Schwingungen der Sonne und der Ionosphäre. Dr. Ludwig hat dazu umfangreiche Forschungen durchgeführt. Ich will hier nicht über die Sendemaste für Handybetrieb, die Hochspannungsleitungen etc., die unsere Zellen regelrecht desorientieren, sprechen. Es erklärt allerdings, warum die Magnetfeldtherapie mit natürlichen Wellen so erfolgreich ist. Sie gibt unseren Zellen die fehlende Orientierung und Energie wieder.

Chronische Verstopfung

Die chronische Verstopfung entsteht leider zu oft aus dem jahrelangen unüberlegten Einsatz von Abführmitteln (Laxantien), also Mitteln zur Förderung der Darmtätigkeit. Eine kurzfristige Verstopfung wird dadurch zu einer chronischen Problematik für den Darm. Die Darmmuskulatur wird durch die Einnahme dieser Präparate immer träger, und der Patient braucht immer größere Mengen, bis endlich der Darm völlig lahm geworden ist. An dieser Stelle ist Are Waerland wieder zu loben, der an seinem eigenen Körper bewiesen hat, dass eine Entleerung bei einem ideal funktionierenden Darm mit einer idealen Nahrung breiartig spätestens zwei Stunden nach Nahrungsaufnahme erfolgen kann. Und wenn Sie die Natur ein wenig beobachten... – haben Sie je eine Kuh auf der Wiese gesehen, die an Verstopfung litt? Natürlich nicht! Diese Erkrankung ist in der Tierwelt und bei den Naturvölkern völlig unbekannt. Nur der Mensch ist mit einem Verstand ausgestattet, der ihn glauben lassen kann, er könnte Entscheidungen treffen, die besser als die Natur sind, und macht eine Dummheit nach der anderen.

Die Verstopfung kann natürlich auch Folge einer gestörten Darmflora (Dysbiose) sein. Eine gestörte Darmflora entsteht allerdings nur und ausschließlich deswegen, weil die Säuremenge im Biotop Darm sich erhöht hat. Jedes Tier auf der Erde braucht seine Umgebung. Wir sind nichts anderes als an unsere Umgebung angepasste Wesen. Ändert man die Umgebung, so kann kein Tier überleben, keine Klapperschlange existiert am Südpol und kein Pinguin in der Sahara. Wenn sich die Menge an Säuren in Ihrem Darm durch zu große Aufnahme von tierischen Eiweißen erhöht, so können Ihre „Gastarbeiter", die Darm-Bakterien, dort nicht überleben. Der pH-Wert verschiebt sich von 7 auf 5. Das bedeutet im Klartext 100-mal mehr Säure. In dieser Umgebung können dann nur andere Gattungen von Mikroorganismen gut überleben: Die Pilze wie z.B. Candida albicans. Sie brauchen also nicht zu fragen, warum so viele Menschen heute verpilzt sind. Pilze im Darm sind der Beginn der allgemeinen Verpilzung. Und Pilze sind hartnäckige „Bürschken"! Wenn sie sich einmal eingenistet haben,

Teufelskreis der Verstopfung:

Schlechte Ernährung
⇩
Kurzfristige Verstopfung
⇩
Einnahme von Abführmitteln, die eine Kontraktion des Darms erzwingen
⇩
Gewöhnung
⇩
Einnahme von stärkeren Abführmitteln, Verlust von Elektrolyten und Spurenelementen
⇩
Fortschreitende Darmlähmung
⇩
Noch mehr Verstopfung bis zum „atonen", völlig lahmen Darm

sind sie schwer zu vertreiben. Allerdings warne ich vor chemischen Mitteln, die mehr Schaden anrichten als nützen. Es reicht nicht aus, die Pilze kurzfristig auszurotten. Wenn man das Biotop nicht saniert und die Säure verbannt, können Sie sicher sein, dass sich die Pilze nach der Rosskur sofort wieder in Ihrem durch die Chemie geschwächten Organismus ansiedeln werden.

Eine über längere Zeit bestehende Dysbiose führt zu einer Veränderung und Entzündung der Darmschleimhaut, die dadurch anschwillt (ödematös wird) und das Wasser vermehrt resorbiert. Der Stuhl wird fester, kann nicht mehr so gut auf der erkrankten Schleimhaut gleiten, er klebt förmlich fest.

In diesem Zusammenhang haben Sie sicherlich festgestellt, dass der Stuhl bei Gemüseverzehr schön geschmeidig ist und nicht mal an der Kloschüssel klebt. Denken Sie wieder an die Kuh. Ihr Stuhl ist auch „geschmeidig". Wenn Sie sich nur so ernähren, brauchen Sie in der Toilette keine Klobürste mehr. Wenn Sie sich hingegen von tierischen Eiweißen ernähren, haben Sie einen Stuhl, der überall klebt. Denken Sie darüber nach. Es klebt auch innerlich!

> **„Halte Deinen Darm sauber und Du bleibst gesund!"**

Weiterhin werden Sie bei längerer vegetarischer Ernährung bemerken, dass Ihr Stuhl gar nicht mehr stinkt. Sie können die Klotür auflassen, keiner wird umfallen. Stinkende Kotabsonderungen kommen ausschließlich aus verfaultem Material, aus tierischen Restbeständen.

Der Kuhfladen stinkt nicht und ist auch hygienisch völlig unbedenklich. Er wurde mit großem Erfolg auf offene Wunden aufgetragen, damit sie sich ohne Vernarbung schließen. Wer die Werke von Professor Enderlein gelesen hat, weiß, dass die Aussonderungen der natürlichen Kuh voll von Mucor racemosus Fresen sind, diesem wunderbaren kleinen Pilz, der sich in jeder unserer Zellen befindet und unser Blut dünnflüssig hält.

TEIL 1: Beispiele für Erkrankungen, die infolge einer Darmflora-Entgleisung entstehen

Marlo Morgan spricht von den Aborigines und sagt: „Die Stammesmitglieder gingen nämlich fast unmittelbar nach unseren Mahlzeiten in die Wüste hinaus und entleerten sich. Ihr Stuhl stank dabei nicht so penetrant, wie man es bei unserem gewohnt ist."
Sie können es ändern. Und wenn Sie es geschafft haben, täglich kurz nach Ihrer Mahlzeit beim Gang zur Toilette den „Rest" auszulassen, so sind sie gesundheitlich da angekommen, wo jeder Mensch sein sollte.

Chronische Durchfälle

Sie kennen den Fall, wo Sie sich vor Angst in die Hose gemacht haben. Was passiert? Innerhalb von Sekundenbruchteilen sammelt sich so viel Säure im Darm, dass Sie den Darminhalt nicht mehr halten können. Auch kann es passieren, dass Sie sich vor Angst erbrechen müssen.

Es sind in beiden Fällen Reflexe, die dazu dienen, den Überschuss an Säure aus dem Körper zu befördern. Die gleiche Problematik gibt es natürlich auch in chronischer Form. Ist der Darm übersäuert, so ist die Schleimhaut derartig gereizt, dass Durchfälle die Folge sind. Es gibt aber für Durchfälle auch andere Ursachen, unter anderem chronisches Lebergeschehen. Das muss von einem Therapeuten abgeklärt werden.

Es gibt noch viele Erkrankungen, die hier genannt werden müssten. Als Letztes möchte ich jedoch nur noch Dr. med. Are Waerland zitieren: „Schafft die Fäulnisbazillen aus dem Dickdarm der Frau fort, und der Beruf des Gynäkologen wird sich als überflüssig erweisen." Myome, Zysten und auch rezidivierende (immer wiederkehrende) Blasenentzündungen sind Milieuerkrankungen. Wenn das Becken voller Toxine ist, können diese Organe nicht gesund bleiben. Das gilt auch für die Prostata des Mannes.
Vielleicht können Sie jetzt bereits besser verstehen, wie wichtig dieser Organkomplex ist, warum man immer wieder sagt: „Der Tod sitzt im Darm." – Wer seinen Darm pflegt, kann nicht ernsthaft krank werden.

Damit möchte ich besonders an meine jungen Leser appellieren. Deren Gewebe ist meistens noch nicht so vergiftet wie das „älterer" Menschen und das ist genau der richtige Augenblick, um mit der Vorsorge anzufangen. Die Menschen, die mich besuchen, kommen fast immer, wenn sich die ersten Symptome bereits eingestellt haben und etwas „weh" tut. Es ist zu diesem Zeitpunkt für viele Dinge bereits zu spät. Ich muss dann das Wort „ewig" in Sachen Gesundheit streichen! Also bitte, fangen Sie früh mit der Darmpflege an.

> **Es ist nie zu früh, mit der Vermeidung von Verschlackung anzufangen! Bitte achten Sie bereits bei Ihren Kindern auf natürliche Ernährung. Ein größeres Geschenk können Sie niemals machen!**

Bedenken Sie, was in der Natur vor sich geht und wie Tiere sich ernähren. Jede Tierart hat einen festen Speiseplan. Die Biologen wissen es zur Genüge und sprechen von einer Nahrungskette. Verschwindet eine Pflanze oder ein Tier aus der Nahrungskette einer Spezies, so ist diese Art dem Aussterben ausgeliefert. Wir haben uns alle an unsere Umgebung angepasst. Hier spüren Sie, wie tief wir von unserer Umgebung abhängig sind.

Gedanken über ein geordnetes Leben

Priorität der Zeit

Die meisten Tiere verbringen einen Großteil ihrer Tageszeit (bis zu 80 %) mit der Nahrungssuche. Übertragen Sie es bitte auf die Menschen. Auch für uns war früher die Nahrungssuche die zeitraubendste Beschäftigung. Bevor wir Häuser bauen konnten, haben wir in natürlichen Höhlen gewohnt. Die ganze Zeit verging mit dem Suchen von Beeren und Wurzeln und – viel später, als wir gelernt hatten zu jagen, bei der oft erfolglosen Jagd.

Schauen Sie sich die Menschen heutzutage an. Wer braucht heute mehr als eine halbe Stunde pro Mahlzeit für das Essen? In Deutschland kaum jemand. Südländische Völker Europas in Frankreich, Italien, Spanien, Griechenland etc. nehmen sich mehr Zeit. Sie essen auch noch oft mit der ganzen Familie und sprechen dabei miteinander. Die Köchin wird gelobt... und das Leben ist schön...

Zum Vergleich: Gehen Sie in Großstädten zu einem Fast-Food-Ketten-"Großimbiss" und schauen Sie sich da die Menschen und die Sitten an. Welch eine Dekadenz! Welch eine Unkultur!

In meiner Praxis sehe ich immer öfter junge Menschen, die von Stoffwechselerkrankungen betroffen sind. Die meisten können nicht glauben, dass die Probleme ursprünglich von ihrer Ernährung stammen. Einige sind auch dann nicht bereit, diese Gewohnheiten zu ändern und einzelne haben mir sogar gestanden, von Fast-Food regelrecht abhängig zu sein. Können Sie meine Wut verstehen, wenn solche Firmen unverhohlen mit **„Suche Wohnung ohne Küche"** werben? Es geht nicht darum, die Bevölkerung zu ernähren, sondern darum, den Profit zu maximieren. Davon abgesehen, sollten Sie wissen, dass die Arbeitsbedingungen in diesen Läden mit den Regeln der europäischen Staaten oft kollidieren.

TEIL 1: Gedanken über ein geordnetes Leben

Nebenbei gefragt: Wissen Sie, welches die größten Konzerne der Welt sind, bzw. welches die Konzerne sind, die am meisten wert (Geld!) sind? (Stand 2005)

In dieser Liste rangiert das Konsortium **Daimler-Chrysler** als erste deutsche Firma (16.605 Millionen Euro) nur auf Platz elf.

Sogar **Marlboro** rangiert davor auf Platz zehn (17.587 Millionen Euro) und noch davor, man lese und staune auf Platz 8 finden wir **McDonald's** (21.592 Millionen Euro).

Aber der ungekrönter Führer aller Firmen, der große Meister aller Klassen ist **Coca-Cola** mit einem Wert der 3,5fach über Mercedes liegt (56.046 Millionen Euro). Noch Fragen?

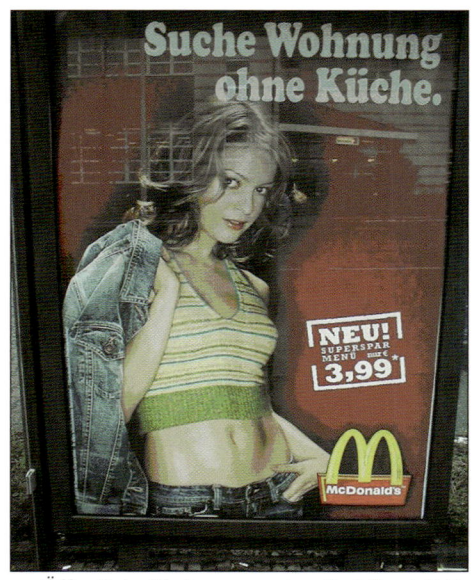

Öffentliche Werbung von einer Fast-Food-Kette vor meiner Tür in Solingen

Also, nehmen Sie sich Zeit zur Nahrungssuche. Gehen Sie auf dem Wochenmarkt einkaufen, oder besser außerhalb der Stadt bei Biohöfen. Sicherlich gibt es heutzutage durch Globalisierungsmaßnahmen und Gleichverteilung der Gifte durch Wasser und Luft so gut wie keine ganz unbelastete, natürliche Oase, aber Sie wählen so bei weitem das allerkleinste Übel.

> **Wer beim Kochen und Essen Zeit sparen will, bekommt diese Zeit von seiner Lebenserwartung abgezogen!**

Nehmen Sie sich auch Zeit zum Kochen, bzw. zur Vorbereitung Ihrer Nahrung. Es ist keine verlorene Zeit. Ich wüsste nicht, bei welcher Tätigkeit (außer der

Liebe!) man seine Zeit besser investieren kann. Einige Menschen haben gesagt: Wer beim Kochen und Essen Zeit sparen will, bekommt diese Zeit von seiner Lebenserwartung abgezogen. Ich finde dieser Spruch einfach grandios!

Dienstag, den 21. September 2004 titelt die Zeitung „China: der ungesunde Abschied von Mutters Küche". Im Artikel erfährt man die Lebenserwartung im Landesdurchschnitt mit 72 Jahren. Manager und Führungskräfte in Städten wie Shanghai oder Peking können nur noch auf 58 Jahre hoffen, und die Menschen in Zhongghuancon, dem Technologiezentrum Pekings auf traurige 53 Jahre.
Besser hätte ich es nicht erklären können. Die Chinesen sagen „Ein Bild ersetzt tausend Worte". Das richtige Bild haben Sie jetzt.

Und nach dem Essen ist Ruhe angesagt. Ich weiß, das ist in unserer Gesellschaft nicht einfach. Irgendwann ist die Mittagspause zu Ende. Aber denken Sie an Südländer und an die Siesta. Fühlen Sie sich wenigstens am Wochenende wie ein Sizilianer... und bedenken Sie, dass diese Menschen fast die höchste Lebenserwartung in Europa haben! Seien Sie damit glücklich und zufrieden.
Die Rheinische Post schrieb am 3. August 2005 im Rahmen der üblichen Propaganda der Medien für den Erhalt der Schulmedizin: „Die meisten Deutschen unterschätzen ihre Lebenserwartung. **Dank des medizinischen Fortschritts** ist die Lebensdauer für **künftige** Rentnerinnen um etwa fünf Jahre (87,4 Jahre) und für Männer (81,6) um etwa sieben Jahre höher als die Betroffenen heute vermuten." Das ist eine glatte Verkennung der Problematik und eine bewusste Irreführung. Naturvölker leben nachweislich länger... ohne chemische Medizin!

Und ich möchte ergänzen: Die moderne universitäre Medizin der westlichen Welt ist gar kein Fortschritt für die Menschheit.

Die Bremer Suchtexpertin Margit Hasselmann hat eine neue Krankheit mit dem schönen Namen **Orthorexia nervosa** erfunden. Es soll der **„Zwang zur gesunden Ernährung"** sein. Liebe Leute, es ist leider kein Witz. Es steht da schwarz auf weiß! Diese Menschen, die fürchterlich gesund leben wollen, nur Gemüse essen und sogar womöglich noch Vitamine einnehmen, müssen von den gelenkten Massenmedien doch angeprangert werden. Wo kämen wir hin, wenn jeder gesund werden würde? Bayer, Merk, Laroche und Kompanie würden alle Pleite machen. Diese gesund lebenden Menschen müssen also als psychisch krank eingeschätzt werden.

Auf der anderen Seite schützt die Ernährungs- und Pharmamafia die Menschen, die zu dick sind. Nein, sie können nichts dafür. Es sind nicht die Kuchenstücke nachmittags, das tägliche Kilo Fleisch, die drei Liter Milch und Sahne usw., die diese armen Kreaturen dick machen. Nein nein nein. – Völlig falsch! – Liebe Leute, früher hat man mit „es sind die Hormone" argumentiert und heute verkauft man Ihnen „es sind die Gene".

Und Sie werden es nicht glauben, es gibt in der Tat ernsthafte „wissenschaftliche" Studien, die das belegen wollen. Die Zeitschrift „Medizin Praxis Wissenschaft" sagt in ihrer Ausgabe Januar/Februar 2003: „Vergessen Sie die Ansicht, Übergewicht sei nur ein Produkt von unkontrollierten Essattacken. US-Wissenschaftler haben ein Gen, das sogenannte SCD-1 entdeckt, dessen Fehlen offenbar die Entstehung von Übergewicht und Diabetes verhindert. Die Forscher aus Wisconsin wollen nun das Gen weiter untersuchen. Ein internationales Forscherteam hat das Sattheitshormon PYY3-36 nachgewiesen, das Informationen an das Gehirn sendet, wenn der Organismus gesättigt ist und das Hungergefühl unterdrückt. (...) Die Wissenschaftler hoffen, bald Medikamente mit einem nach dem Hormon geformten Wirkstoff entwickeln zu können." Zitatende!

So nehmen die Bediensteten der Pharmaindustrie diesen armen Menschen das schlechte Gewissen. Das ist praktisch. Sie sind nicht verfressen, sie sind nur krank und haben die falschen Gene. Bei dieser Aussage braucht auch die Lebensmittelwirtschaft nichts zu befürchten, denn das Dicksein hat jetzt wissenschaftlich mit der Menge an Nahrung nichts mehr zu tun. Noch dazu kann man für diese „Genkranken" Medikamente entwickeln und verabreichen. Dass es mit genetischen Präparaten, vom Prinzip her, keine Heilung geben **kann,** ist wiederum sehr vorteilhaft, weil diese Präparate lebenslang eingenommen werden müssen.

Auch die sogenannte Nanotechnologie wird zu Hilfe gerufen. Die Rheinische Post meldet am 24. September 2005: ‚Wirkungsvoll abnehmen mit Nanopartikeln". Diese werden in die Zellen eingeschleust und „gaukeln vor, es sei Fett vorhanden". Damit wird beim Patienten angeblich schneller ein Sättigungsgefühl erreicht. Allerdings gibt es ein Problem, weil Zellen nicht ohne Fett leben können. Es ist also ein sehr riskantes Spiel. Die „Wissenschaftler" wissen bereits heute, welchen Schaden sie anrichten werden, denn es heißt weiter im Text: „Um Nebenwirkungen zu vermeiden, werden **nur Rezeptoren im Darm** angesprochen, die die Nahrungsaufnahme kontrollieren". Da diese Begrenzung ganz klar unmöglich ist, werden die Menschen wieder „collateral damage", also starke unübersehbare Nebenwirkungen erleiden müssen, für welche natürlich wiederum neue Präparate entwickelt werden müssen. Klasse: Der Rubel rollt!

Dafür können die Krankenkassen die Beiträge erhöhen und die Pharmafirmen sich die Taschen voll verdienen. Alles ist doch in bester Ordnung, oder?

Ich denke nur an meinen Patienten Herrn Jürgen G., der aus Verzweiflung über sein Diabetes an einer Studie teilnahm und ein US-Test-Medikament einnahm, worauf sein ganzer Stoffwechsel zerstört wurde. Sein Spitzenwert 1998 für Leber (Gamma-GT) stieg auf 2200, also das Hundertfache des Normalwertes bei einem nüchternen Blutzucker von knapp 50. Und das, meine Damen und Herren, trotz voll „ausgefahrener" Schulmedizin. Er starb im August 2003 und war nicht mal 50 Jahre alt! Es tut weh, einen solch jungen Mann wegen seiner chemischen Verseuchung nicht mehr retten zu können, da ja Altersdiabetes sonst eine relativ einfach zu behandelnde Erkrankung ist.

Priorität des Geldes

Vor etwa 20 Jahren habe ich eine Statistik gelesen, einen Vergleich zwischen Frankreich und Deutschland, bei dem es darum ging, wofür die Menschen das durch ihre Arbeit mühsam erkämpfte Geld ausgeben. Es war sehr interessant. Die Franzosen hatten die Nahrung an erster Stelle, die Deutschen die Wohnung bzw. Wohnungseinrichtung.

Mein Rat an junge Menschen ist einfach: Für Ihre Ernährung darf nichts zu teuer sein. Achten Sie bitte auf absolute Qualität. Bedenken Sie, dass das, was Sie essen, Teil von Ihnen wird. Fragen Sie Ihren Körper: Möchtest Du das? Wenn Sie Fleisch essen, dann bitte nur beim Metzger und nicht irgendwo im Supermarkt kaufen. Besser wäre noch beim Bauern, wenn er eine Schlachtgenehmigung hat. In südlichen Ländern gibt es ein paar Mini-Supermärkte, die Fleisch von den Bauern aus der Nähe frisch kaufen, hier bei uns in Deutschland sind diese Zeiten längst vorbei.

Ich bin dafür, **dass der Preis für Fleisch verzehnfacht wird** und höre bei dieser Aussage schon die Welle der Entrüstung.

> **Zum Zweck Ihrer Ernährung ist nichts zu gut, bzw. zu teuer!**

Meine Leitgedanken sind dabei sonnenklar.
- Punkt eins: Es wird dadurch weniger Fleisch gegessen und die Menschen werden gesünder.
- Punkt zwei: Für so viel Geld werden die Menschen Qualität verlangen. Es ist dann das Ende der Hormonmast und anderer Tierquälerei. Ein Schwein darf dann wieder draußen 18 Monate lang langsam heranwachsen, bevor es sein Schlachtgewicht erreicht.
- Punkt drei: Die Bauern bekommen mehr Geld. Heutzutage werden sie regelrecht von den organisierten Großmärkten geschröpft. Wenn sie ihre Produkte überhaupt loswerden wollen, so werden sie zu Preisen gezwungen, die nur noch mit Chemie und Gift erzielt werden können. Es wäre eine Aufwertung der Bauern, der Arbeiter der Erde, von welchen die Volksgesundheit zum größten Teil abhängt.

Wenn Sie Ihre Wünsche in puncto Ernährung so erfüllt haben, dann können Sie Kassensturz machen und den Rest auf Ausgaben für Wohnung und

Kleidung verteilen, dann kommt die Urlaubskasse dran, und wenn Sie gar nicht mehr wissen, was Sie mit dem letzten Rest an Geld anschaffen können, so können Sie dann ans Auto und alles, was mit Elektronik zu tun hat, denken. Ich wäre sehr froh, wenn Sie dabei den Fernseher vergessen würden. Man lebt so gut und so ruhig ohre Fernseher!

Psychosomatik des Darms

Der Darm ist ein fast rein vegetativ reguliertes Organ. Er wird nicht direkt von unserem Willen gesteuert und arbeitet, wie wir wissen, völlig autonom. Nur große Yogis können mit ihren Darmzellen sprechen und sie gezielt anregen. Daher ist der Darm eine Tür zu unserer Psyche.

Wir, und damit ist unsere rationale Steuerung gemeint, haben nur ein Vetorecht. Sie wissen, wie es ist: Ihr Darm möchte sich entleeren und Sie sitzen leider gerade im Bus. Da machen Sie von Ihrem Vetorecht Gebrauch! Wir sollten uns davor hüten, Kinder so zu erziehen, dass sie unnötig „zurückhalten müssen". Das prägt eine spätere freie Funktionalität ihrer Darmtätigkeit negativ.

Pathologische Zustände im Darm beinhalten also immer auch eine psychosomatische Komponente. Das bisher Gesagte schließt also seelische Faktoren mit ein. Nur in einem gesunden Körper wohnt ein gesunder Geist – und umgekehrt. In diesem Sinne ist also der vegetativ gesteuerte Darm ein Organsystem, an dem psychosomatische Manifestationen deutlich erkennbar werden.

Verstopfungen werden zwar durch ungesunde und unregelmäßige Ernährung hervorgerufen, haben ihren Ursprung im weiteren Sinn aber auch im mentalen Bereich. Sie werden meistens bei Menschen, die nicht loslassen können, festgestellt. Und Menschen, die sich vollstopfen, versuchen irgendein seelisches Defizit zu kompensieren. Auch die chronischen Darmerkrankungen gelten als die klassischen psychosomatischen Krankheiten (Morbus Crohn, Colitis ulcerosa).

Oft konnte man in der Praxis beobachten, dass die Säureproduktion durch eine gezielte Darmtherapie nachließ und sich gleichzeitig die Depressionen und Angstzustände verringerten bzw. verschwanden. Früher hat man bei Depression das Wort „Melancholie" benutzt, das nichts anderes heißt als „schwarze Galle". Die Galle ist aber der Abfalleimer der Leber, die das Blut reinigt, das vom Darm kommt... Sind die Zusammenhänge hiermit klar?

Als ich Kind war – in Frankreich – durften wir die Bullen auf der Weide nicht ärgern. Sie sollten ganz in Ruhe grasen. Damit würde ihr Fleisch besser sein. Ein Stier, der sich ärgert, schmeckt nicht so gut, er hat mehr Säure. Tja, wenn ich mir heute die Fleischproduktion (dieses Wort ist an und für sich bereits eine Ungeheuerlichkeit!) ansehe, kommen mir die Tränen. Wo sind die alten Bauern denn?

Die häufigste Gemütsverbesserung, die wir bei dieser Therapieform (tiereiweißlose Ernährung-Entsäuerung-Darmreinigung) erleben, ist die Besserung der allgemeinen Antriebslosigkeit (siehe unter „chronische Müdigkeit"). Doch können die Symptome so zugenommen haben, dass die Patienten schließlich tatsächlich unter Angst und Depressionen leiden. Auf Grund der hohen und andauernden Säurebelastung bei einer Darmentgleisung sind viele Patienten häufiger von psychischen Erkrankungen betroffen. Mit Milieuumstellung, Ernährungstherapie und Darmsanierung behandelt ist mit Aufhellung der Psyche zu rechnen.

Asiatische Gelehrte sagen: „Der Geist ist nichts anderes als die Innenseite des Körpers. Darum beeinflusst das, was Du isst, Dein Denken." Und weiter: „Du wirst überrascht sein, wenn Du entdeckst, dass alles, was Du verdaust, nicht nur physisch ist: Es hat auch einen psychologischen Aspekt. Es macht Deinen Geist empfänglich für bestimmte Ideen, bestimmte Wünsche."

Fragen wir uns, warum so viele Kinder in den letzten Jahren vom ADS (Aufmerksamkeits-Defizit-Syndrom – sprich: Hyperaktivität) betroffen sind? Derzeit stellt sich für mich auch ganz akut die Frage, was der derzeitige amerikanische Präsident Mr. George W. Bush wohl auf dem Speiseplan hat!

Are Waerland sagt im „Handbuch der Gesundheit": „**Alle** Geisteskranken leiden an Verstopfung". Das ist deutlich!
Sogar **Autismus** hängt von der Ernährung ab.

> **Autismus ist grundsätzlich heilbar. Das Augenmerk sollte auf die Ernährung gelenkt werden, besonders auf die Vermeidung von Kuhmilchprodukten. Auch Mehrfachimpfungen scheinen die Durchlässigkeit des Dünndarms zu verändern und dadurch diese Erkrankung zu fördern. (Infos: siehe Anhang)**

Dr. Karl Reichelt aus Norwegen und Dr. Paul Shattock haben gezeigt, dass eine Diät ohne jegliche Kuhmilchprodukte (Milch, Käse, Joghurt, Quark...) des öfteren Autismus völlig geheilt und bei Tausenden von Fällen die Symptomatik erheblich gebessert hat.
Ich muss es nochmals klar sagen: Die Kuhmilch ist für unsere Kinder schädlich.

Wir wissen, dass umgekehrt ein psychisches Problem eine völlige Übersäuerung des Stoffwechsels nach sich ziehen kann. Ängste führen also sicherlich zur Übersäuerung und umgekehrt wahrscheinlich auch eine Übersäuerung zu Ängsten. Durch die Säurebelastung kommt es häufig zu einer Fehlregulation im Hormonhaushalt, was zu Veränderungen der Psyche führen kann. Es ist die alte Frage vom Ei und von der Henne. Ohne Ei kein Küken, also keine Henne, aber ohne Henne kein Ei! Wer war Erster, was war Ursache? Viele Bücher handeln von dieser Thematik, wie „Die Psyche isst mit".
Aber das ist uns hier völlig egal. Die Darmbehandlung hat eine starke ausgleichende Rückwirkung auf das vegetative Nervensystem und somit auf die Psyche. Mit dieser Behandlung lösen wir Unmengen von säureproduzierenden Ablagerungen und befreien unseren Organismus im Sinne einer unbeschwerten Lebensweise sowohl physisch als auch psychisch.

Damit es von Anfang an zu einer Besserung kommt, geben wir dem Körper für eine kurze Zeit (in der Regel sechs Wochen) ausgesuchte Basen, um zunächst ein besseres Biotop und auch ein besseres Gefühl zu induzieren. Langfristig übernimmt die Ernährungsumstellung und die Toxinbefreiung diese Aufgabe.

Vor Jahren erlebte ich einen sehr interessanten Fall. Eine Patientin kam zur dritten Darm-Behandlung. Die ersten beiden waren quasi ergebnislos verlaufen

TEIL 1: Psychosomatik des Darms

in dem Sinne, dass das abfließende Wasser annähernd sauber war, also keine Kotreste mit herausspülte. Mitten in dieser dritten Behandlung erzählte sie mir von den Problemen mit ihrer Mutter. Kaum hatte sie das Thema angeschnitten, so löste sich eine Unmenge alten Kotes mit großem Druck. Was im Schauglas zu sehen war, rief nur noch großes Erstaunen hervor.
Gelegentlich wird also die vegetative Entspannung durch Entladung verdrängter aufgestauter Emotionen wie Angst, Wut oder Traurigkeit eingeleitet. Die Lösung dieser Anspannung, die oft in gleicher Weise wie die Kotablagerungen schon über Jahre bestanden haben kann, erfolgt, wenn der Kot zur Ausscheidung kommt.

Heutzutage spreche ich diese Thematik bewusst an. Während der Behandlung kann der Patient das alles Revue passieren lassen, was ihn im Leben gestört oder verletzt hat. Verdrängte Emotionen werden wach und haben die Möglichkeit, sich hier letztendlich dann mechanisch aufzulösen.

Wir speichern unsere Erlebnisse nicht nur im Gehirn ab, sondern an vielen Stellen im Körper. Der Darm hat sich auf die Speicherung emotionaler Vorkommnisse spezialisiert. Es kann sich um vegetative Blockaden handeln, die durch psychischen Druck, Stress, Ängste und andere Widerstände seelischer Natur bedingt sind.
Diese Blockade können wir durch die Therapie der Psyche oder hier über das vegetative Nervensystem bei der Darmreinigung erreichen. Das Ergebnis ist eine Entkrampfung des Darms und eine Befreiung auf körperlicher und seelischer Ebene.
In Sonderfällen befürworte ich während der Therapie den Einsatz von Hypnose, um eine tiefe Entspannung zu erreichen.

Hiermit kann man auch – wenn der Patient damit einverstanden ist – die regelrechte Fress-Sucht günstig beeinflussen. Essen wird oft als Ersatzbefriedigung eingesetzt. Sie wissen es und haben es tausend Mal gehört: Schokolade ist Nervennahrung. Nein, sie ist es nicht. Ich kenne aber ganz liebe Patienten, die von dieser Sucht bewusst nicht ablassen wollen. Wenn sie eine Schweinshaxe gegessen haben, fühlen sie sich „geerdet". Sie haben das Gefühl, „etwas Richtiges" im Bauch zu haben. Sie fühlen sich rundherum wohl. Dies ist aber ein Trugschluss. Der Körper benötigt so viel Energie, um dieses Stück Fleisch zu verdauen, dass kaum Energie übrig bleibt. Man wird müde, schläfrig (somnolent) und die seelischen Probleme treten kurzfristig in den Hintergrund. Mein eigener Vater Gilbert Alix stirbt zurzeit langsam aber sicher an dieser Problematik. Er ist einen Kopf kleiner als ich, wiegt allerdings 109 Kilogramm. Ich wiege exakt 70 Kilogramm. Er hat sich nie angenommen gefühlt und hat nie ganz das tun dürfen und können, was er tun wollte. So hat er das Essen als Ersatzbefriedigung zur Perfektion entwickelt. Er kann eine Kuh auf einer Weide nicht anschauen, ohne sie sich in der Vorstellung knusprig-braun am Spieß drehend vorzustellen. Bluthochdruck, Prostata-Adenom, später Prostata-Karzinom, und jetzt fast dekompensierte Herz-Insuffizienz sind die Folgen. Es tut schon weh zu sehen, wie ein Mensch, den man lieb hat, sein Grab mit Messer und Gabel langsam aber sicher selbst schaufelt. Eine Zeit lang haben meine Geschwister und ich versucht, ihn davon abzuhalten. Es war ein Anfängerfehler. Man darf es nicht tun. Wohl darf man einer Person einen anderen Weg einmal andeuten, aber nicht mehr als das. Jeder ist letztendlich für sich selbst verantwortlich, und was auf Druck aufgebaut ist, kann nur schlecht werden. Missionieren bringt also nichts. Überlassen wir es den Kirchen.

Genau umgekehrt verhalten sich – zum Beispiel – frisch Verliebte. Sie leben von „Luft und Liebe". Sie brauchen eigentlich keine Nahrung.
Die asiatische Lehre sagt: „ Wenn Du in einer sehr liebevollen, fließenden Beziehung bist, wirst Du nicht viel essen; du brauchst keine Diät. Die Liebe erfüllt Dich so sehr, dass Du kein Bedürfnis hast, Dich mit allem möglichen Zeug vollzustopfen." Diese Verliebten sind die idealen Pranier, diese Menschen, die ganz ohne Nahrungsaufnahme, nur von Luft und Sonnenlicht leben. Hierfür muss man allerdings wirklich fast nur aus Liebe bestehen und in Harmonie mit sich selbst und seiner Umgebung leben. Das können in unserer auf Geld und Macht ausgerichteten westlichen Gesellschaft nur wenige.

Mahatma Gandhi pflegte seinen Darm besonders gut. Er war in der Nahrungsfrage sehr wählerisch. Auch – das sei am Rande erwähnt – trank er jeden Morgen eine Teetasse seines eigenen Urins.

TEIL 1: Psychosomatik des Darms

An dieser Stelle muss dennoch ganz klar gesagt werden, dass die Darmsanierung an sich sicherlich keine psychische Behandlung ist. Es ist nur Unterstützung auf körperlicher Ebene.

Ich freue mich, dass in unserem Hause die hervorragende Arbeit auch mit praktischer psychischer Beratung und Begleitung (mit dem fürchterlichen Wort: Coaching), Bachblütentherapie, Gesprächstherapie, medizinischer Heilhypnose, kinesiologischer Beratung und Familientherapie angeboten wird. Alles muss Hand in Hand gehen. Ohne einen gesunden Körper ist kaum an ein Heil des Geistes zu denken und umgekehrt auch.

Parasiten im Darm: Alarm

Die amerikanische Naturheil-Ärztin Frau Dr. H. Clark hat viele Patienten von schweren Erkrankungen geheilt, indem sie zunächst einfach ihren Darm vom Parasitenbefall befreit hat. Es leuchtet jedem Hundebesitzer ein, dass der kleine Liebling ein- bis zweimal pro Jahr entwurmt werden soll. Aber **wir?** Um Gotteswillen! **Ich** habe doch keine Würmer im Darm! Igittt, igitt! Doch genau Sie haben auch Parasiten im Darm. Fast jeder hat Parasiten im Darm.

Die Clark-Kur ist aufwendig. Wir haben dafür ein Darmöl entwickelt (siehe Anhang). Herr Dr. Gerhard Steidl hat das Gleiche getan und hat ausführlich mit ozonisiertem Olivenöl (Rizol) experimentiert. Damit können Sie sich befreien, das geht sehr einfach.

Ich erinnere mich an diesen einen Fall vor einigen Jahren. Ein Patient litt unter unerklärbaren Bauchschmerzen, die mit allen Naturheilmitteln nicht langfristig zu verbessern waren, bis er die Parasitenkur durchführte. Seitdem war und ist die Problematik vom Tisch.

Medizin, das ist so einfach!

TEIL 2
Die Colon-Hydrotherapie:
Vorbeugung und Therapie in einem

Da, wie gesagt, Darmbelastungen heute allgemein verbreitet sind und oft auch mit den oben beschriebenen Selbsthilfemöglichkeiten nicht ausreichend behoben werden können, könnte man als erfahrener Naturtherapeut wünschen, diese Therapiemethode würde zukünftig größere Verbreitung erfahren, weil hier bei den Ursachen der Krankheiten angesetzt wird.

Durch die Colon-Hydrotherapie wird der angesammelte, stagnierende Stuhl im gesamten Dickdarmverlauf bis einschließlich zum Blinddarm nach und nach aufgelöst, beseitigt und eine Reinigung des Darms und letztendlich des ganzen Körpers erreicht, die den Organismus sich regenerieren und zur Selbstheilung kommen lässt.

> Die meisten ernährungsbedingten Probleme
> entstehen mitnichten durch Mangel bei der Versorgung,
> sondern durch Mängel bei der Entsorgung.

Die praktische Erfahrung lehrt, dass die giftige Überlastung und die dadurch verlorene Regenerationskraft des Organismus in erster Linie Ursache der Krankheiten ist und nicht, wie oft vermutet, der Mangel des einen oder anderen Stoffes. Also geht es nicht um Mängel bei der Versorgung, sondern bei der Entsorgung. In alten Ernährungsbüchern, die ich mit Wonne lese, steht nicht **„wie viel muss ich von diesem Stoff essen, um meinen Bedarf zu decken"**, sondern **„mit wie wenig komme ich aus, um gesund zu bleiben"**! Ein genialer Gedanke, der Überschuss und damit Belastung des Organismus vermeidet. Die Mitarbeiter der deutschen Gesellschaft für Ernährung haben viel zu lernen. Mängel kommen meistens erst dann, wenn die Aufnahme nicht mehr funktioniert und nicht, weil ein Stoff mengenmäßig zu wenig eingenommen würde. Die Vergiftung des Darms ist für die Einschränkung seiner

Aufnahmefunktion ein Paradebeispiel. Das Problem der vergifteten Stuhlablagerungen wird bei der Colon-Hydrotherapie im wahrsten Sinne des Wortes herausgespült.

> **Mängel kommen meistens erst dann, wenn die Aufnahme nicht mehr funktioniert und nicht, weil ein Stoff mengenmäßig zu wenig eingenommen wurde.**

Ein kleines Beispiel am Rande sollte einleuchtend wirken:
Alle sprechen von Osteoporose, dem Kalkabbau an und in den Knochen. Beobachten Sie diejenigen, die von dieser Problematik betroffen sind. Bekommen Sie zuwenig Calcium? Mitnichten! Sie haben fast immer einen völligen Überfluss an Calcium. Sie gehen dann zum „Doc" und bekommen obendrein noch eine Calcium-Tablette „für Ihre Knochen". Wahnsinn! Dabei wird gar nicht berücksichtigt, dass diese Menschen meistens bereits völlig verkalkt sind, von den Arterien angefangen über die Bauchspeicheldrüse bis hin zu Kalkablagerungen in allen Gelenken und an der Wirbelsäule! Also lag das Problem gar nicht bei einem Mangel. Macht nichts, sie sind mit ihrer Calcium-Tablette zufrieden. Manche Therapeuten rechtfertigen damit noch die Verabreichung von Östrogen-Präparaten und laden hiermit eine schwere Verantwortung auf sich wegen zusätzlicher Übersäuerung des Körpers und der damit verbundenen Thrombosegefahr!

Wie wird die Colon-Hydrotherapie durchgeführt?

Meine damals kleine Tochter nannte dieses Therapiegerät die Darmwaschmaschine. Ich fand diesen Ausdruck sehr schön und möchte ihn hier übernehmen.
Der Patient liegt bequem in Rückenlage auf einer Behandlungsliege. Durch ein Kunststoffrohr im Darmausgang fließt frisches gefiltertes Wasser in den Darm ein. Dieses Wasser löst im Inneren des Darms die vertrockneten Kotablagerungen und kann ungehindert durch eine Schlauchverbindung herausgespült werden. Es handelt sich um einen geschlossenen Kreislauf ohne Geruchsbelästigung. Die Patienten schauen am Ende der Behandlung erstaunt auf die Liege, wo kein Tropfen daneben gelaufen ist. Während der Behandlung laufen ca. 30-40 Liter Wasser durch den Dickdarm.

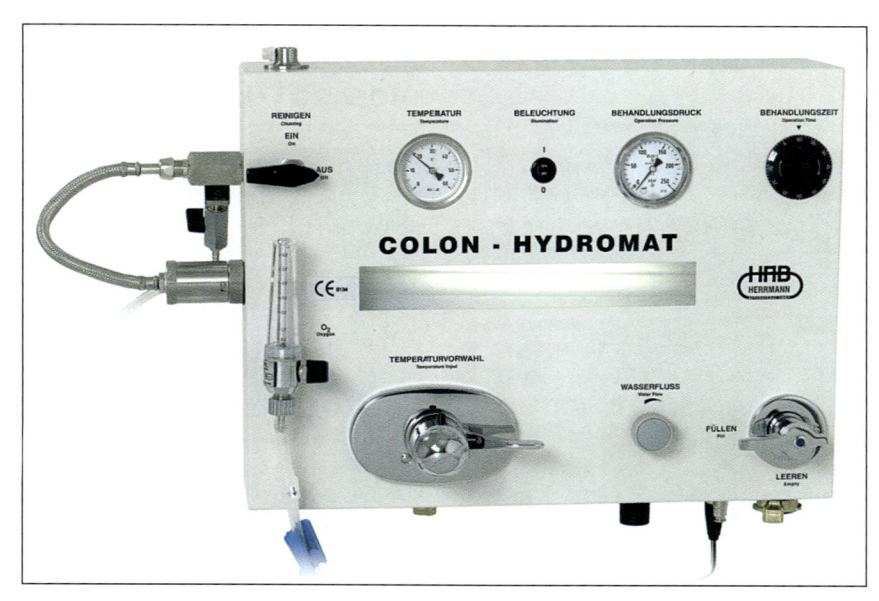

Gerät zur Colon-Hydrotherapie

TEIL 2: Wie wird die Colon-Hydrotherapie durchgeführt?

Das Prinzip der Behandlung beruht auf dem darmeigenen Reflex der peristaltischen Entleerung, wenn der adäquate Reiz der Darmwanddehnung, also die Füllung des Darms, erfolgt. Bei einer bestimmten Füllmenge wird der Darm aktiv und entleert sich von selbst.

Somit erreichen wir mit dieser Methode den gesamten Dickdarm (ca. 150 cm). Das passiert sicherlich nicht bei der ersten Behandlung. Man muss sich behutsam vorkämpfen. Bei den ersten Behandlungen passiert manchmal nicht allzu viel. Seltsamerweise bessert sich dennoch meistens das Befinden der Patienten. Für mich liegt die Erklärung in der Auflösung von Salzen, Säuren und Toxinen, die in dem Kontroll-Schauglas nicht unbedingt zu sehen sind. Dann kommt meistens die große Entleerung. Dichtes, festes, schwarzes Material drängt sich mühselig durch das Abflußrohr. Mancher Patient kann kaum glauben, dass dieses Zeug in seinem Bauch gelagert hat. Was für eine Erleichterung! Später fragt man sich, wie man vorher wortwörtlich mit all diesem Scheiß im Bauch hat leben können. Wieso ist man nicht direkt an Vergiftung gestorben?

Patienten, die es erlebt haben, brauche ich nicht für die nächste Behandlungsserie zu motivieren. Sie machen von sich aus einen Termin.

Seelische Einstimmung zur Colon-Hydrotherapie

Erst vor kurzer Zeit hatte ich die erste Patientin, die mir nach der ersten Sitzung eröffnete, sie möge keine weitere Behandlung.
Damit hat sie ein Thema angesprochen, das bei mir fast in Vergessenheit geraten war, und ich bin ihr dankbar. Viele Menschen haben vor dieser Behandlungsart Angst.

Der Grund ist, dass sie sich schämen und Angst haben, sich für ein paar Sekunden entblößen zu müssen, damit das Plastik-Spekulum eingeführt werden kann. Danach kann man sich wieder auf den Rücken legen und wird mit einem Tuch und einer Decke zugedeckt.

Es geht um Ihren Darm

Das Problem liegt in unserer Erziehung. Männer haben hier viel mehr Schwierigkeiten als Frauen. Das erklärt, warum 3/4 aller Patienten Frauen sind. Frauen sind offener. Sie gebären Kinder und sind ihrem Körper und ihrer Natur näher. Außerdem gehen sie meistens mehr oder weniger regelmäßig zum Gynäkologen. Für Männer wäre eine Maßnahme wie der regelmäßige Gang zum Urologen kaum durchführbar. Männer haben da oft einen falschen Stolz und unüberwindbare Angst.

Es ist wirklich für einen Therapeuten eine große Hürde. Einerseits weiß man, dass der Patient „vergiftet" ist und eine solche Therapie eine große Erleichterung bringen würde, andererseits gibt es nicht wenige Menschen, die lieber sterben würden als diese Therapie durchzuführen. Meine eigene Mutter gehört zu dieser Kategorie.

Es gibt hierzu leider keinerlei Alternative, und der Darm kann auf keine andere Weise so befreit werden.

Der Darm ist nichts „Schmutziges", wie es uns als Kinder oft mit „Bäh!" gelehrt wurde. Es kann in unserem Körper gar nichts Schmutziges geben. Der Darm hat eine lebensnotwendige Entsorgungsfunktion. Darmhygiene sorgt für eine Rundum-Darmgesundheit inklusive Vorbeugung von Hämorrhoiden.

Wenn die betroffenen Menschen wüßten, wie einfach diese Therapie ist würden sie es doch wagen. Ich höre sehr oft bei der zweiten Sitzung: „Ich hatte letztes Mal ganz schön viel Angst, aber es war viel einfacher, als ich mir gedacht hatte." Ja, so ist es. Sie liegen während der Behandlung ruhig und bequem auf dem Rücken und hören – wenn Sie sie mitbringen – Ihre Lieblings-CD. Nur, um diese Erfahrung zu machen, müssen Sie zunächst einmal über Ihren Schatten springen.

Diese Therapie durchzuführen, heißt im übertragenem Sinne, Ihren Darm und hiermit Ihren gesamten Körper zu akzeptieren. Insofern haben Sie hier eine große Hürde in Ihrer geistigen Entwicklung genommen. Das ist vergleichbar mit der Urin-Therapie. Die indischen Gurus sagten, dass diese wunderbare Therapie nicht im Körperlichen, sondern im Seelischen ihre beste Seite hat. Haben Sie einmal den „kindlichen", trotzigen, dummen Ekel vor Ihrem eigenen Körper abgelegt, so öffnet sich die Tür zur Seligkeit.

TEIL 2: Wie wird die Colon-Hydrotherapie durchgeführt?

Übrigens: Das am Gerät angebrachte Schauglas ist eine wichtige Einrichtung. Es erlaubt uns zu sehen, was im Darm war und sich gelöst hat. Im Laufe der letzten 15 Jahre habe ich manches gesehen. Pilznester als „weiße Watte" sind gut zu erkennen, Kotsteine sind manchmal sogar zu hören, wenn sie durch das Glas kullern, bis hin zu Metallstückchen von der Pillenverpackung. Ganz besonders ist die unverdaute Nahrung sofort zu erkennen. Somit stellt die Colon-Hydrotherapie auch ein wichtiges Diagnosemittel dar.

Unterstützende Massage während der Colon-Hydrotherapie

Für alle genannten Fälle sowie generell als unterstützende Maßnahme zur Anregung der Darmausscheidung können therapeutische Hilfsmittel eingesetzt werden.

Eine der wirksamsten Methoden ist die Fußreflexzonenmassage, die über Reflexwirkung der massierten Darmzonen an den Fußsohlen die Darmaktivität fördert.

Ebenso ist eine Massage der Bauchdecke unter Berücksichtigung des Dickdarmverlaufs zur Lösung von Darmkrämpfen, Gasblasen und festsitzenden Stuhlansammlungen hilfreich. Noch besser ist ein sanftes Schröpfen des Bauches, eventuell mit dem Pneumatron-Schröpfgerät. Mit dessen leichtem und rhythmischem Saugeffekt entspannt sich die gesamte Bauch- und Darmmuskulatur am besten.

Eine Grundvoraussetzung für die freie und dynamische Darmfunktion bei der Behandlung ist eine möglichst tiefe Entspannung.
Als wirkungsvolle Maßnahme hat sich für diejenigen, die es können, die Autogene Entspannungstechnik und kontinuierliche Durchführung der Bauchatmung (Zwerchfellatmung) gut bewährt.

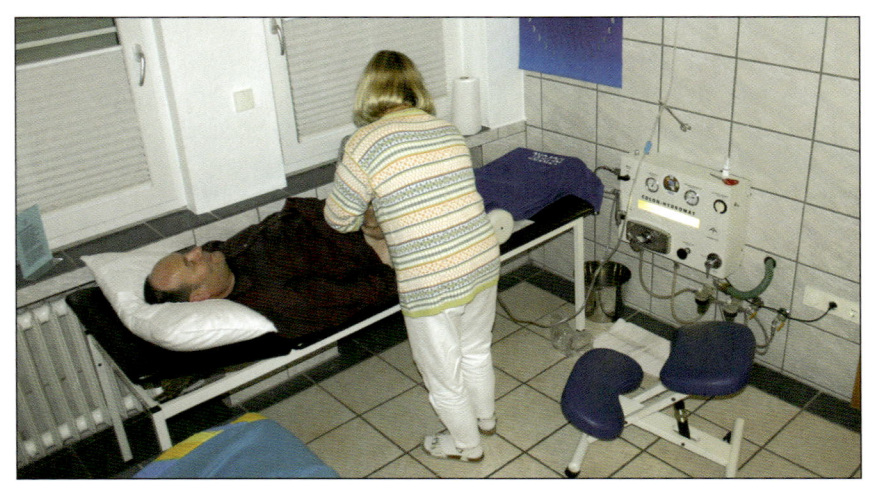

TEIL 2:   Wie wird die Colon-Hydrotherapie durchgeführt?

Bauchmassage während einer Darmspülung

Ist eine Lösung der vegetativen Anspannung erreicht, wird regelmäßig eine Aktivierung der Darmfunktion durch die Spülung beobachtet, wodurch die Loslösung von Kotablagerungen beschleunigt wird.

Therapieverlauf

Als Patient muss man sich von dem Gedanken einer vollständigen Darm-Reinheit trennen. Damit will ich sagen, dass die Deutschen von absoluten Maßstäben, zum Beispiel Reinheitsgebot geprägt sind. Allerdings, was gut für das Bier ist, kann für den Darm nicht verwirklicht werden: Das Darmrohr ist kein Edelstahlrohr und der Colon-Hydromat ist kein Hochdruckreiniger. Wir befreien hier lediglich den Darm vom Gröbsten.

Soweit ich informiert bin, veranschlage ich, verglichen mit meinen Kollegen, mit die niedrigste Anzahl an Colon-Hydrotherapie-Sitzungen. Der Grund ist einfach. Ich möchte die Hürde so niedrig gestalten wie es geht und halte sechs Sitzungen, bei Neurodermitikern oft zehn Sitzungen, als Serie für ein sinnvolles Minimum. Ich freue mich, wenn die Menschen überhaupt etwas für sich tun. Es ist sicherlich erfreulich, wenn manche Patienten sich einige Sitzungen zusätzlich gönnen, allerdings erscheinen mir Zahlen von 50 Sitzungen in Folge bei manchen Therapeuten deutlich übertrieben.

Die Therapie wird bei uns einmal wöchentlich durchgeführt. In der ersten Woche kann sicherlich mehr als eine Sitzung stattfinden, wenn die Erkrankung es erfordert und damit dem Körper ein Signal gesetzt wird.
Es ist günstig, eine Serie Colon-Hydrotherapie im Frühjahr und eine Serie im Herbst durchzuführen. Auch ich persönlich mache es so, zwischen Februar und April ca. zehn Sitzungen und das Gleiche nochmals in der Zeit von September bis November. Zwischendurch bekomme ich einige Zusatzsitzungen, z.B. wenn der Stress des Alltags zu groß wird oder nach einer schönen Feier mit opulentem Mahl.

Ich kann nicht genug empfehlen, gleichzeitig zu einer Colon-Serie auch eine Umstellung der Ernährung durchzuführen. In unserem Naturheilzentrum werden Sie hierfür von erfahrenen Ernährungsberaterinnen angeleitet. Für mich persönlich wird die Frühjahrskur von einem Vollfasten und die Herbstkur von einem sechswöchigen Eiweißfasten (siehe unten) begleitet. Das sind Meilensteine meiner eigenen Gesundheitsvorsorge. Aus Tausenden von Behandlungen in jetzt mehr als 15 Jahren kann ich behaupten, dass meine Patienten für die Erfolge dankbar sind.

Für eine Colon-Hydrotherapie nehmen wir uns insgesamt eine Stunde Zeit. Kurz vor der Behandlung sollte die Toilette aufgesucht werden, insbesondere, um die Blase zu entleeren, damit sie keine Störimpulse gibt. Sie sollen in der eigentlichen Therapiezeit von jeweils 30-40 Minuten ganz ruhig liegen können. Danach haben Sie Zeit, auf der Toilette den Rest an Wasser auszusondern. Meistens kommt es dabei zu einer weiteren kräftigen, befreienden Entleerung von altem Kot.

Während der Behandlung fließt immer wieder Wasser in den Darm hinein und wieder heraus. Die Wassermenge pro Füllung ist sehr unterschiedlich.

Sie kann weniger als einen halben Liter bei verstopften, verhärteten Därmen und bis zu drei bis vier Liter bei völlig entkrampften, fast sauberen Därmen betragen.

Das verwendete Wasser ist normales, zusätzlich gefiltertes Leitungswasser, das auf 37° C Körpertemperatur temperiert wurde. In Solingen haben wir zum Glück ein sehr gutes Leitungswasser. In anderen Städten mag es notwendig sein, dieses Wasser vorher zu entkalken bzw. zu bearbeiten.

Es kann sinnvoll sein, im Einvernehmen mit dem Patienten folgende Maßnahmen durchzuführen:

Zuerst kann man mit der Temperatur experimentieren.
Jeder Mensch empfindet eine andere Wassertemperatur als angenehm. Einige brauchen 35° C, andere 41° C. Interessant ist, dass Patienten mit Pilzbefall gerne kühleres Wasser bekommen möchten. Stärkere Temperaturwechsel, ähnlich den Kneipp'schen Güssen, können die Effektivität der Therapie erhöhen. Sehr oft reagiert der Darm auf eine künstliche Kühlung um ca. fünf Grad mit starker Aktivität.

Zweitens kann man dem Wasser Zusätze zufügen.
Der wichtigste Zusatz ist die Basenmischung. Bei allen Neurodermitikern füge ich dem letzten Spülvorgang eine Mischung aus einem Teelöffel Drüfusan (Elektrolyten) und einem Teelöffel Merlins Pulver (unsere Basenmischung) zu. Damit sind auch schwierige bzw. hartnäckige Fälle gelöst worden. Auch Edgar Cayce, dieser Ausnahme-Mensch, der in Trance über 30.000 medizinische Belehrungen gegeben hat, die immer zur Besserung und meist zur Heilung geführt haben, hat die Wichtigkeit der Darmspülung im Zusammenhang mit Verabreichung von „Soda-Wasser" (Basen) betont.

Dann kann man dem Wasser Kaffee zufügen.
Diese Information klingt erstaunlich. Sicherlich trinken Sie Ihren Kaffee lieber als ihn durch den Po verabreicht zu bekommen. Die Frage ist: warum trinken die Menschen überhaupt Kaffee? Kaffee ist eine Heilpflanze mit vielen Wirkungsweisen. Die zwei wichtigsten sind die Wirkung als „Auf-

TEIL 2: Wie wird die Colon-Hydrotherapie durchgeführt?

putschmittel" und die Entgiftung der Leber durch Öffnen der Gallenkanäle. Kaffee ist einer der bitterste Stoffe, die wir kennen. Daher brauchen Menschen Zucker oder Sahne, um ihn überhaupt schlucken zu können. Bitte trinken Sie Ihren Kaffee pur, ohne Milch und Zucker. Wenn es nicht geht, dann bitte einen Tropfen Sahne hinzufügen, aber keine Milch. Dr. Max Gerson hat den Krebspatienten Kaffee in den Darm als Einlauf eingeflößt, manchmal – wie bei Leberkrebs – stündlich. Dabei hatte er erstaunliche Erfolge. Er sagte „die Schlacht um Krebs wird in der Leber gewonnen oder verloren". Bitterstoffe öffnen die Gallenkanäle und bewirken eine Entgiftung der Leber. Dafür eignen sich zwei Pflanzen am Besten: Kaffee und Schöllkraut.

Die Colon-Hydrotherapie ist nicht bei jeder Sitzung spektakulär. Die ersten Sitzungen verlaufen manchmal ohne sichtbare Ergebnisse, dennoch werden auch dann viele Salze gelöst und abgetragen. Der Darm und Ihr Unterbewusstsein müssen sich daran gewöhnen, angesprochen zu werden.

Ein besonders schöner Fall bleibt mir in Erinnerung:
Ein LKW-Mechaniker hatte einen derartigen Allergieschub an den Händen, dass seine ohnehin nicht kleinen Pranken um das Doppelte angeschwollen waren. Er konnte die roten Wurstfinger nicht krümmen, ohne dass die Haut platzte und tiefe Risse entstanden. Als ich es zum ersten Male sah, dachte ich mir „so etwas kriegst Du nicht hin".
Wir machten uns trotzdem an die Arbeit: Eiweißlose Diät und Colon-Hydrotherapie. Bei der dritten Sitzung fügte ich dem letzten Wasser Drüfusan, Merlins Pulver und etwa drei Esslöffel Synerga (Fa. Laves) zu. Diese Mischung ließen wir ca. fünf Minuten auf den Darm wirken. In derselben Nacht schrieb er mir eine E-Mail! Ich hätte das Problem gelöst. So war es auch! Wir haben zwar unsere zehn Behandlungen gebraucht, bis alle Spuren beseitigt waren, aber ab diesem Moment war der Fall „geknackt". Seine Hände waren dann völlig befreit und die Haut dehnbar und fehlerfrei.

Auch andere Zusätze können hilfreich sein: **Tees**, zum Beispiel Kamille, Lapacho oder Cystus-Tee (Firma Pandalis) beruhigen die Darmschleimhaut. Es gibt nur die Grenzen der Vorstellungskraft und der Sorgfaltspflicht.

TEIL 2: Wie wird die Colon-Hydrotherapie durchgeführt?

Indikationen

Aus den bisherigen Ausführungen ergibt sich für die Colon-Hydrotherapie die allgemeine Indikation der Toxikose (= Vergiftung) des Darms bzw. des Organismus, die als Ursache praktisch aller innerlich entstandenen Krankheiten entzündlicher und degenerativer Art angesehen werden muss.
Akute oder chronisch entzündliche Krankheitsformen sind Erscheinungsbilder von toxischen Ausscheidungsreaktionen des Körpers über Haut, Schleimhaut oder Ausscheidungsorgane (z.B. Nieren-, Blasenbelastung, Nasennebenhöhlenprobleme usw.).
Dazu gehören auch alle Formen der sogenannten Erkältungskrankheiten, gleichgültig, ob es sich um virale oder bakterielle, fieberhafte oder nicht fieberhafte Infektionen handelt, denn „der Erreger ist nichts, das Terrain ist alles". Ist das Terrain in Ordnung, kann der Erreger sich gar nicht einnisten.
Auch bei Allergien aller Art, z.B. der Schleimhäute (Asthma, Heuschnupfen) oder der Haut (Ekzeme, Neurodermitis, Psoriasis, Akne) ist diese Therapiemethode sinnvoll. Dies gilt ebenso für die chronisch degenerativen Krankheitsformen, die Ausdruck der Zerstörung von Körperzellgewebe durch dauerhafte toxische Einwirkung von Schlacken sind. Daher finden Sie im Buch „Zukunft ohne Krebs" die Colon-Hydrotherapie als die größte Entgiftungshilfe bei dieser verheerenden Entartung. Ich kann diese Therapie nur empfehlen.

Kontraindikationen

Für diese wunderschöne Therapieform gibt es kaum Kontraindikationen.

Der einzige Fall, bei dem mir die Colon-Hydrotherapie gefährlich erscheint, ist eine bekannte Herzinsuffizienz in einer quasi dekompensierten Form. Diese Patienten verlassen allerdings meistens das eigene Haus nicht und kommen gar nicht in unsere Praxen. Der Grund für diese Vorsichtsmaßnahme ist allerdings interessant. Während der Behandlung resorbiert der Dickdarm einen Teil des Wassers. Ich schätze die Menge auf 0,5-0,75 Liter. Diese Flüssigkeit wird zunächst über die Darmvenen abtransportiert, das führt zu einer kurzfristigen Erhöhung des Blutvolumens, was wiederum für diese Patienten eine Bedrohung ist. Grundsätzlich ist das ja wunderbar, denn wir erreichen also mit dieser Therapie auch einen Wasseraustausch mit dem Blut und somit eine weitere Entgiftung in einem ganz anderen Bereich.

In keinem Fall ist die Colon-Hydrotherapie nach kürzlich erfolgter Darmoperation durchzuführen. Die Sorgfaltspflicht verbietet es. Allerdings sollte nach drei Monaten eine besonders behutsame Behandlung möglich sein.

In meiner Praxis habe ich bereits Epileptiker, Patienten mit Multipler Sklerose und auch geistig und körperlich Behinderte behandelt. Es war nicht immer einfach, hat allerdings stets eine positive Reaktion hervorgerufen. Es liegt im Ermessen des Behandlers in Absprache mit dem Behandelten, eine Therapie durchzuführen oder nicht und/oder diese zwischendurch abzubrechen.

Das Auftreten von Reaktionen auf eine Darmspülung ist an sich noch keine Kontraindikation zur Weiterbehandlung. Es kann gerade wichtig sein, wenn die akute Reaktion erscheint, die Spülungen fortzusetzen, eventuell täglich und unter Mithilfe des Patienten durch selbstvorgenommene Einläufe (z.B. akuter rheumatischer Schub, allergische Reaktion, akut entzündliche Lymphknotenschwellung), bis die ursächliche Belastung ausgeleitet und der Akutzustand beseitigt ist.

Meine allererste Patientin war eine Dame mit gichtähnlichen Veränderungen an den Fingern. Die ersten zwei Behandlungen haben – ihrer Ausdrucksweise nach – Qualen hervorgerufen. Nach der vierten Behandlung war sie über ihre wiedergewonnene Beweglichkeit überglücklich. Manchmal muss man durch! Wir kennen es von der Homöopathie. Eine chronische Problematik muss zunächst in eine akute Form verwandelt werden, bevor sie ganz verschwindet. Wir sprechen dann von „Erstverschlimmerung". Auch Dr. Reckeweg hat es wunderbar erklärt, wie der Weg zur Genesung über eine akute Form verlaufen muss. Reaktionen auf die Colon-Hydrotherapie sind allerdings äußerst selten.

TEIL 2: Wie wird die Colon-Hydrotherapie durchgeführt?

Letztendlich gibt es doch eine gute Nachricht für alle:
Grundsätzlich kann die Colon-Hydrotherapie unter fachkundiger Aufsicht als risikolose Behandlungsmethode betrachtet werden.

Für Patienten mit Divertikeln:
Divertikel sind Aussackungen der Darmwand. Sie entstehen meistens durch lokale Entzündungen.
Divertikel stellen keine Kontraindikation für den Einsatz der Colon-Hydrotherapie dar. Ich habe sehr viele solcher Patienten bewusst behandelt und sicherlich noch viel mehr unbewusst, denn viele Menschen wissen gar nichts vom Vorhandensein ihrer Divertikel.
Es kann in diesen Fällen gar keine Probleme geben, denn der erzeugte Wasserdruck ist in jedem Fall wesentlich geringer als der natürliche Druck bei der normalen Entleerung.
Patienten mit Divertikeln werden durch diese Therapie nicht hundertprozentig gereinigt werden, da die Vermutung nahe liegt, dass das Wasser nur teilweise in diese Aussackungen hineinfließt. Allerdings ist das meines Wissens nach nicht richtig untersucht worden. Diese Patienten brauchen die Therapie noch mehr als andere Menschen.

Weitere Darmanomalien:
Röntgenaufnahmen von verschiedenen Därmen haben die tollsten Bilder hervorgebracht. Nur wenige Menschen haben einen Darm, der der Form nach normal ist. Es gibt nichts, was es nicht gibt, von der Verlegung über die Verengung (meistens durch Vernarbungen und Strikturen als Folge von Entzündungen) bis hin zu der Gesamtabsackung, genannt Mega-Colon.

Diese Veränderungen, die sicherlich bedauerlich sind, stören uns bei der Therapie nicht. Solange der Darm durchgängig ist, fließt auch das Wasser und somit können wir auch reinigen. Gerade diese Patienten benötigen die Colon-Hydrotherapie in besonderem Maße.

Die Darmregeneration – Tipps für Heilpraktiker und Interessierte

Wenn das Wort Regeneration fällt, denke ich zunächst an die zytoplasmatische Therapie und natürlich an die Firma VitOrgan. In meinem Buch „Zukunft ohne Krebs" habe ich erklärt, warum die „Suppe" aus einer Embryonalzelle so wichtig ist. Mit „Suppe" bezeichne ich hier alles was übrig bleibt, wenn man die Hülle und den Zellkern einer Zelle entfernt. Aus dieser Suppe (Protoplasma) stammt sogar die Wachstumsinformation für die Zellneubildung. Klonen wird durchgeführt, indem man einer Embryonalzelle den Kern entfernt und stattdessen den Kern einer anderen Zelle (zum Beispiel den aus einer Euterzelle im Falle vom Schaf „Dolly") einpflanzt. Damit ist der Beweis erbracht, dass die Genetik einer Embryonalzelle, die im Zellkern komplett enthalten ist, als Träger der Wachstumsinformation keinerlei Rolle spielt.

> **Die Gene sind, entgegen der durch die geldgierige Pharmaindustrie verbreiteten Meinung, keinesfalls Träger der Wachstumsinformation.**

Just diese Erkenntnis hat Dr. Theurer benutzt, um die „Ney"-Präparate zu entwickeln.
Im Falle des Darms ist die wichtigste Regeneration die Neubildung der Darmschleimhaut. Dafür sind als Arzneimittel die Mittel Neyfaexan (Nummer 55) und Neydigest (Nummer 45) der Firma VitOrgan bestens geeignet. Ich empfehle hierzu Neythymun f+k (Nummer 29 f+k), NeyImmun (Nummer 73) zur Immunabwehr-Regeneration und Placenta (Nummer 70) zum allgemeinen „Neuaufbau".
Wir haben hiermit eine Mischspritze (à 10 ml pro Woche) zur Darmregeneration, die man z.B. vor der Colon-Sitzung i.m. verabreichen kann.
Weiterhin empfehle ich REBAS D4 Kapseln (Firma Sanum), einen Extrakt aus den „Peyer'schen Plaques", die 80 % unserer Immunabwehr ausmachen, um diese Bereiche innerhalb der Darmwand anzuregen.

Den Therapieerfolg fördernde Maßnahmen

Die beste Voraussetzung für das optimale Gelingen der Colon-Hydrotherapie im Sinne einer Säuberung des gesamten Organismus über die Darmsanierung ist der Wille, einen neuen (Lebens-)Weg der Gesundheit einzuschlagen.

Fasten ist ein Faktor, der das Erreichen des Ziels, nämlich die Entlastung des Darms, sehr intensiv fördern kann, wenn die Therapie begleitend durchgeführt wird.

Eine Patientin, Frau L. aus einer Stadt unserer Umgebung, rief mich an mit dem Anliegen, sie wünsche unbedingt eine Colon-Hydrotherapie. Auf meine Frage: „Warum?" erwiderte sie, sie sei Fastenleiterin und mache zur Zeit eine Fastenkur, habe auch mehrmals Glaubersalz eingenommen, um den Darm zu entleeren. Jetzt solle nichts mehr als klares Wasser aus dem Darm herauskommen. Sie wollte einfach sehen, ob die Colon-Hydrotherapie noch etwas bringen könnte.
Als sie in meine Praxis kam, befand sie sich am 18. Tag des Vollfastens. Das bedeutet, sie hatte bereits 18 Tage lang nichts gegessen, nur Wasser und Tees getrunken.
Der Fall interessierte mich brennend und wir führten unsere Therapie durch. Nach etwa zehn Minuten bei der ersten Sitzung löste sich derart viel alter Kot, dass das Rohr Mühe hatte, alles zu transportieren. Wir haben sechs Behandlungen durchgeführt und keine davon war „umsonst". Dieses Beispiel hat mir bestätigt, was ich zunächst selbst nicht glauben wollte. Mit der Colon-Hydrotherapie erreichen wir die Darmtaschen, die mit keiner anderen Therapie erreichbar sind. Wir holen nicht nur das „Bewegliche", sondern auch das „Versteckte" und Verkrustete bis hin zum Bereich des Blinddarms heraus.
Hier sei erwähnt, dass der übliche Einlauf zu Hause nur etwa 30 Zentimeter des Darmes spült. Um diesen Mangel zu überwinden wurde die Technik des Hohen Einlaufes entwickelt, für die allerdings über ein Meter Schlauch rektal eingeführt werden muss – mit allen Unannehmlichkeiten und Gefahren –

damit das Wasser bis in den aufsteigenden Darm gebracht werden kann. Es gibt daher für mich keine Alternative zu dieser sanften Colon-Hydrotherapie.

Hiermit erzielen wir nicht nur die Entschlackung des Darms, sondern die Sanierung des ganzen Menschen und schaffen weiterhin die Voraussetzung für das Wiedererlangen der Regenerationskraft und den Aufbau des Immunsystems.

Vermeidung von Ernährungsfehlern

Die Ernährung dient der Versorgung des Organismus mit den zum Leben notwendigen Stoffen.

Es kann nicht sein, dass die Ernährung so zweckentfremdet wird wie heutzutage. Die Ernährung ist zur Fress- und Trunksucht geworden.

> **Ein asiatischer Gelehrter sagte:**
> „Nur aus Unglück, Schmerz, Leere und Sinnlosigkeit versucht man sich an etwas zu klammern, egal was, und wenn es das Essen ist."

Das lässt tief blicken auf den seelischen Zustand unserer Gesellschaft.
Ich will hier nicht im Detail auf die optimale Ernährung eingehen.
Wenn wir aber mit Ernährungsumstellung sogar Krebs heilen können, so können Sie verstehen, dass eine Verbesserung oder Erhaltung der Gesundheit relativ problemlos zu erreichen ist.
Dabei sind allerdings ein paar grobe Fehler zu vermeiden.

Das bedeutet nicht, dass man als Mönch bzw. Nonne durch das Leben gehen soll. (Obwohl die Mönche in Frankreich und anderswo die allerleckersten Liköre entwickelt haben und sich auch sonst eines überhaupt fröhlichen

Daseins erfreut haben!). Askese ist nicht gefragt, es soll Spaß am Leben geben. Das Wichtigste ist allerdings, sich „mit Köpfchen" zu ernähren. Dafür muss man verstehen, was bei der Verdauung passiert. Wer das tut, wird auch wissen, warum sogenannte „Auszeiten" wie z.B. in Form von vernünftigem Fasten oder sogar besser, wie mit der im nächsten Abschnitt beschriebenen „tiereiweißlosen Diät", wichtig sind.

> **Freude am Leben und in der Lage sein, die pure Lust wahrzunehmen sind wichtige Bestandteile eines gesunden, erfüllten und glücklichen Daseins.**

Zucker/Milch/Konservierungsstoffe

Zucker

Wer gesund bleiben möchte, sollte den Zuckerkonsum auf ein absolutes Minimum reduzieren, ganz besonders, wenn eine Darmflora-Entgleisung besteht.
Unser Darm ist für die Verarbeitung von Industriezucker absolut nicht geeignet. Zucker verbrennt regelrecht die Darmschleimhaut. Zucker ist zusätzlich der Hauptenergieträger für Gärungsbakterien und eine tolle Nahrung für Pilze. Verzichten Sie auf alles, was Zucker enthält (Schokolade, Kuchen, Gebäck, Eiscreme, süße Getränke usw.) – so schlimm das auch für Sie zunächst sein mag. Zucker ist Nahrungsgrundlage für die schlechten/krankmachenden Mikroorganismen, die sich durch Zuckerkonsum stark vermehren und dann wieder Gifte produzieren.

Wenn Sie einmal darauf achten, werden Sie auch leider schnell feststellen, dass in nahezu allen industriell verarbeiteten Nahrungsmitteln eine hohe Menge an „verstecktem" Zucker enthalten ist.

Milch

Die Milch gilt als wertvolles, nahrhaftes Lebensmittel. Allerdings sind wir keine Wiederkäuer und besitzen auch nicht die notwendigen Verdauungsenzyme, um das Kuhmilcheiweiß aufzuspalten. Das kann nur das Kalb. Daher ruft die Milch Mikroallergien hervor, die wir nicht unbedingt bemerken. Es wird gesagt, dass die Milch für fast die Hälfte aller Nahrungsmittelunverträglichkeiten verantwortlich ist.

Das gilt natürlich auch für Kleinkinder. Die Neurodermitis-Rate steigt mit der Industrialisierung der Nahrung. Wie bereits erwähnt, gab es in dem völlig verseuchten Gebiet der alten DDR um die berühmt-berüchtigte Stadt Bitterfeld wo man kaum noch durch die Luft schauen konnte, proportional viel weniger Fälle von Neurodermitis als in München! Die Umweltverseuchung ist zwar traurig, hat allerdings weniger Einfluss auf die Gesundheit als die durch die Politik zugelassene und durch Lebensmittelchemiker überprüfte und legal zugelassene „saubere Verseuchung" unserer Nahrung durch die Industrie. Ich hoffe, das ist damit deutlich zu verstehen.
Rettet unsere Kinder!

Nach meiner Meinung sollten Osteoporose-Patienten auch deswegen keine Milch trinken, weil die anfallende Säure und die körpereigene Allergiebekämpfung (siehe Erklärung oben) noch weiter Kalzium aus den Knochen ausschwemmt.

> **Kalziumdefizit in der Naturnahrung gibt es nicht! Kalziummangel kann nur dann entstehen, wenn Ihr Darm so krank geworden ist, dass er das reichliche Angebot nicht mehr verwerten kann.**

Viele Patienten sind nach dieser Aussage wie vor den Kopf gestoßen, da sie immer das Gegenteil gehört und gelesen haben, und befürchten einen Kalziummangel. Kalzium ist eines der am häufigsten vorkommenden Minerale und somit in allen Lebensmitteln enthalten.

Konservierungsstoffe

Konservierungsstoffe hemmen im Lebensmittel das bakterielle Wachstum und machen das Lebensmittel so haltbar. Das Gleiche machen sie auch im Darm: Sie hemmen das natürliche Wachstum unserer Darmflora, was zur Folge hat, dass sich die Darmflora nicht mehr richtig erneuern kann. Folglich ist es unmöglich, eine gesunde Bakterienflora aufzubauen, wenn diese gleichzeitig immer wieder durch Konservierungsstoffe geschädigt wird. Fast alle Fast-Food-Produkte sind hochgradig konserviert.

Weiterhin werden viele Nahrungsmittel bestrahlt. Das wird von der EU in Brüssel zugelassen. Wir wissen, dass Strahlen hochgradig toxisch sind und Krebs auslösen können. Gerade diese toxische Wirkung wird hier benutzt, um die Nahrung kurzfristig von Mikroorganismen zu befreien.
Allerdings töten diese Strahlen auch das Leben in allen Organismen inklusive dem der Pflanzen. Vor der Bestrahlung war der Apfel oder die Tomate noch ein **Lebens**mittel, danach ist sie nur noch, wenn überhaupt, **Nahrungs**mittel. Sie essen tote Materie. Das Gleiche passiert Ihnen, wenn Sie Ihre Nahrung in der Mikrowelle aufwärmen bzw. garen!

Na, dann guten Appetit!

Was passiert durch die Mikrowelle?

Mein Bruder hatte den Einwand: Auf dem Teller ist das Gleiche nach der Mikrowelle wie vor der Mikrowelle, nur warm. Das stimmt leider nicht. Die Mikrowelle zerstört das Leben der Nahrungsmittel und die Struktur der Eiweiße. Wenn wir wissen, dass Nahrung die Einverleibung von **Ordnung** sein soll, so tötet die Mikrowelle das Allerwichtigste in unserer Nahrung. Wir könnten diese Tatsache verniedlichen und sagen, na gut, ich esse einen Apfel dazu und dann habe ich mir genug gute Struktur einverleibt. Es ist leider nicht so. Die Aufnahme von Mikrowellenkost stört den Stoffwechsel unseres Kör-

TEIL 2: Den Therapieerfolg fördernde Maßnahmen

pers nachhaltig und zutiefst. Die Weltorganisation der Naturwissenschaften (Adressen im Anhang) hat einen Sonderdruck aus der Zeitschrift „The Journal of Natural Science" vom September 1998 mit dem Titel „Sind Mikrowellenherde Gefahrenherde?" herausgebracht mit den Ergebnissen vieler Studien. Hier ein paar Köstlichkeiten:

Erstens sinkt nach Mikrowellen-Nahrung der Hämoglobinwert viermal so stark wie bei konventionell gekochter Nahrung! Hämoglobin bindet allerdings Sauerstoff und ist für dessen Transport zur Zelle unersetzlich! Und wir wissen leider zu genau, dass Sauerstoffmangel an der Zelle eine direkte Krebsursache ist!

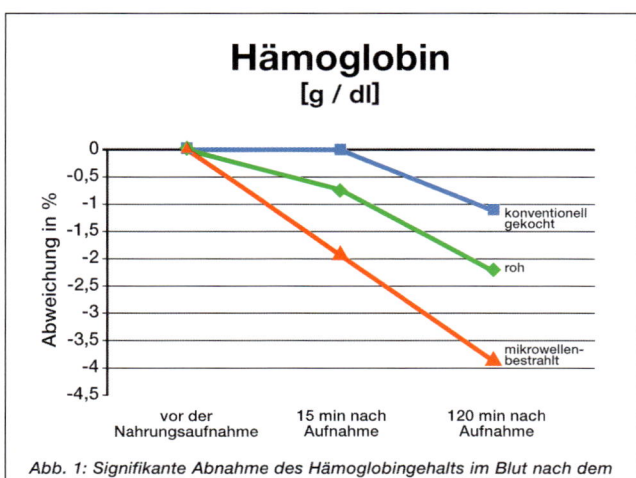

Abb. 1: Signifikante Abnahme des Hämoglobingehalts im Blut nach dem Verzehr von konventionell gekochter, mikrowellenbehandelter und roh verabreichter Nahrung, gemessen jeweils vor der Nahrungsaufnahme und je 15 min bzw. 120 min danach.

Skizze aus „The Journal of Natural Science", Sept. 1998.

Zweitens verdickt sich das Blut nach Mikrowellenkost anstatt sich wie bei Normalkost zu verdünnen. Das hat mit der Säurebildung im Körper bei der Verdauung von Mikrowellenkost zu tun.

Allerdings wissen wir, dass dickeres Blut schlechter durch die Kapillaren fließen kann und noch dazu eine erhöhte Gefahr für Thrombosebildung aller Art bedeutet.

Es geht um Ihren Darm

TEIL 2: Den Therapieerfolg fördernde Maßnahmen

Hämatokrit
[Vol.% Erythrozyten/dl Blut]

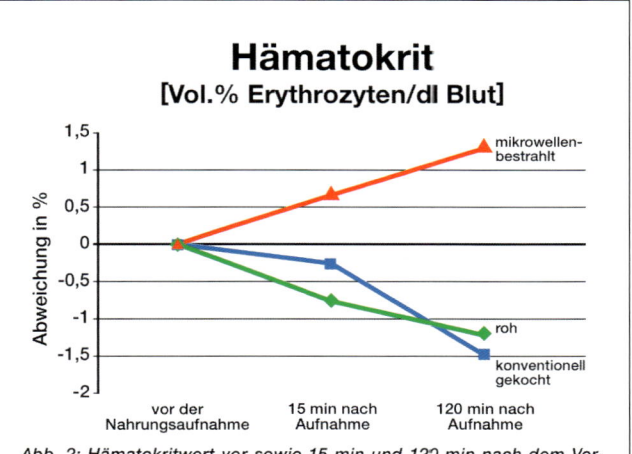

Abb. 2: Hämatokritwert vor sowie 15 min und 120 min nach dem Verzehr von mikrowellenbestrahlter, roher bzw. konventionell gekochter Nahrung. Während rohe und konventionell erhitzte Nahrung den Hämatokrit im Verlauf von 120 min senkte, erhöhte er sich dagegen nach der Aufnahme von mikrowellenbestrahlter Nahrung.

Skizze aus „The Journal of Natural Science", Sept. 1998

Leukozyten
[1000 / mm^3]

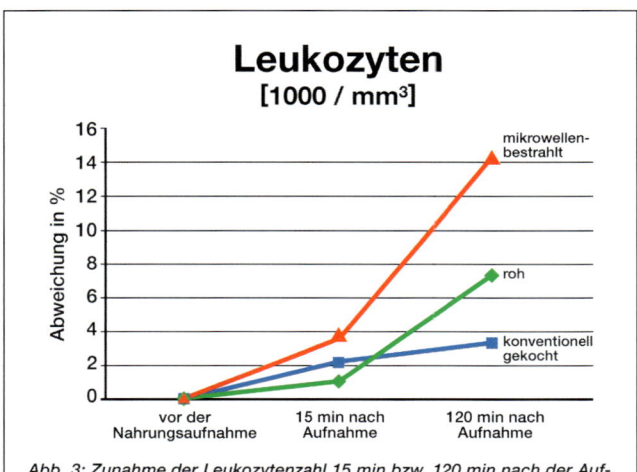

Abb. 3: Zunahme der Leukozytenzahl 15 min bzw. 120 min nach der Aufnahme von konventionell gekochter, roher bzw. mikrowellenbestrahlter Nahrung. Stärkste Zunahme nach dem Verzehr von Nahrung aus dem Mikrowellenofen.

Skizze aus „The Journal of Natural Science", Sept. 1998

TEIL 2: Den Therapieerfolg fördernde Maßnahmen

Drittens erhöht sich nach Mikrowellenkost die Zahl der weißen Blutkörperchen um das Fünffache gegenüber Normalkost, weil der Körper auf diesen Angriff mit Entzündung reagieren muss, um das Gift „Mikrowellenkost" auszuleiten.

Man kann also mit Sicherheit sagen, dass Mikrowellenkost nicht nur wertlos, sondern sogar stark toxisch wirkt. Die Mikrowellenenergie wird auf das Blut übertragen und „bestrahlt" somit sekundär jede Zelle des Körpers. Diese Strahlung greift in den physischen Kreislauf der Energie jeder Zelle ein. Aus dem gesicherten Wissen, dass Strahlen aller Art krebserregend sind, versteht man die Zusammenfassung in dem zuvor genannten Artikel:

> „Eines Tages wird die Welt aufwachen und feststellen, dass Mikrowellen Krebs verursachen, schlimmer noch als Zigaretten."

Der beste Herd

O.k., so weit, so gut! Welche ist **die beste Möglichkeit, um seine Nahrung zu erwärmen?** Eindeutig und ohne Einschränkung ist die Antwort:

Auf einer Gasflamme.

Auf dem Holzfeuer kommen zu viele Rußpartikel ins Essen. Das kommt nur für romantische Abende am Lagerfeuer in Frage.
Der Elektroherd verändert leider mit seinem Magnetismus und seinen Induktionsschleifen die Nahrung. Er ist zwar sehr praktisch und äußerlich sauber, bleibt aber gesundheitlich eine „Notlösung". Ich

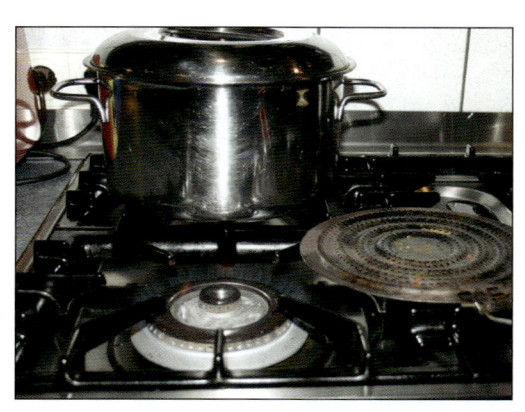

Kochen auf dem Gasherd

Es geht um Ihren Darm

TEIL 2: Den Therapieerfolg fördernde Maßnahmen

halte die Kochmöglichkeit auf einem E-Herd zwar nicht für unbedingt bedenklich, aber Gas ist dennoch eindeutig die beste Lösung.
Bedenken Sie es, wenn Sie eine neue Küche planen. Eine Zehn-Kilogramm-Gasflasche, die nur zum Kochen gebraucht wird, hält „ewig".

Was passiert nach Fast-Food?

Gutes Blut sieht im Dunkelfeld-Mikroskop in etwa so aus wie auf dem Foto. Die roten Blutkörperchen sind relativ rund, ohne Ausbuchtungen. Die weißen Blutkörperchen sind unbelastet, und es gibt keine Kristalle, keine Symplasten und andere Strukturen, die auf Stoffwechselstörungen hinweisen. Lediglich ist bei diesem Bild die Wand der roten Blutkörperchen etwas verdickt. Es ist nämlich mein eigenes Blut im zarten Alter von 54 Jahren direkt nach einer Rückkehr aus Frankreich mit dem traditionellen Drei-Tage-Austern-Essen zum ersten November. Daher transportieren die roten Blutkörperchen vermehrt Eiweiß. Das ist die Begründung für die etwas dickere Hülle. Nach einer kleinen Diät ist auch das wieder weg.

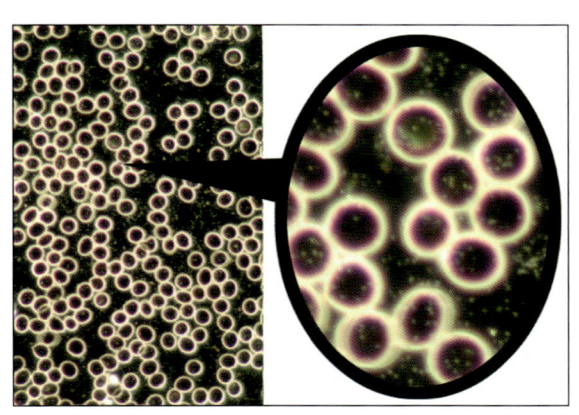

Gesundes Blut im Dunkelfeld-Mikroskop

Hier folgt das Blut einer 16-jährigen Patientin, einer ganz netten, hübschen jungen Frau, die das Pech hatte, ein Jahr in Neuseeland als Austauschschülerin zu verbringen. Sie kam in eine Familie, die von Esskultur nichts gehört hatte und bei der Fast-Food an der Tagesordnung war.

TEIL 2: Den Therapieerfolg fördernde Maßnahmen

Wie wir unschwer sehen können, ist die Struktur der roten Blutkörperchen gestört, sie verklumpen und können Sauerstoff nur noch vermindert transportieren. Dazu bilden sich Ablagerungskränze, die auf starke Übersäuerung zurückzuführen sind. Die junge Frau nahm in der Zwischenzeit fast 20 Kilogramm zu. Nur eine langjährige absolut strenge vegane Ernährungsweise kann diese Problematik wieder umkehren.

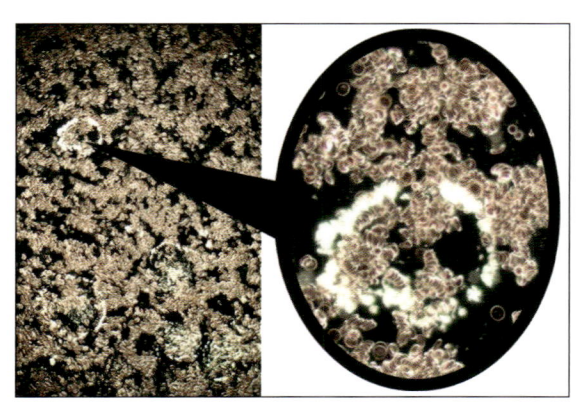

Blut nach einem Jahr Fast-Food im Dunkelfeld-Mikroskop

Lassen Sie es bei sich und Ihren Kindern nicht soweit kommen! Vermeiden Sie Fast-Food! Verwenden Sie Zeit und Geld für eine gesunde Ernährung. Ihr Körper wird es Ihnen danken.

Warum Probiotika?

Probiotika sind Medikamente oder Nahrungsergänzungsmittel, die lebensfähige Bakterien zum Aufbau der Darmflora enthalten. Probiotika haben dort ihren berechtigten Einsatz, wo eine Milieuumstellung der Darmflora erreicht werden soll. Im Hinblick auf unsere heutige Lebensweise und unser Ernährungsverhalten können wir davon ausgehen, dass kaum ein Mensch eine gesunde Darmflora besitzt. Beispielsweise haben die meisten von uns im Laufe ihres Lebens schon einmal Antibiotika eingenommen. Diese Medikamente sind zwar manchmal wichtig und können Leben retten, jedoch zerstören sie auch Großteile unserer gesunden Darmflora. Außerdem erzeugen sie Stress in unserem Stoffwechselsystem und sorgen hiermit für eine Säureausschüttung. Das hat zur Folge, dass sich die Darmflora nach einer solchen Therapie nicht oder nur unzureichend gesund aufbauen kann. Es kommt zu einer Verschiebung der natürlichen Keimzahlen im Darm. Fäulnisbakterien und oftmals Pilze vermehren sich dann übermäßig, und die Stoffwechselprodukte dieser schadhaften Keime verursachen wiederum eine Vergiftung mit Säurebildung. Neueren Forschungen zufolge sterben die Bakterien nach Antibiotika-Gabe leider nicht ab, sondern verlieren lediglich ihre Zellwand. Somit bleiben sie als „CWDs" (Zellwandfreie Bakterien) und sorgen für chronische Erkrankungen.

Empfohlene Probiotika
Es wird eine ganze Menge Probiotika-Präparate auf dem Markt angeboten. In meiner Praxis habe ich mich auf einige konzentriert, mit denen ich seit Jahren erfolgreich arbeite. Das heißt sicherlich nicht, dass andere weniger gut wären.

Für den Dünndarm
benutze ich vorwiegend **Bio-Cult comp** (Syxyl) und **LGG-Kapseln** (Infektopharm). Es gibt aber auf dem Markt auch andere sehr gute Präparate! Damit kann die Darmflora durch den Gehalt an lebensfähigen speziellen Milchsäurebakterien wieder ins richtige Milieu gebracht werden und auf natürliche Weise Fäulnisbakterien, Pilze, Gärungsbakterien und Krankheitserreger verdrängen. Wo keine schadhaften Bakterien sind, werden auch keine Gifte produziert.

Für den Dickdarm
sind Präparate auf Coli-Bakterien-Basis die Garanten für eine dauerhaft gesunde Darmflora. Ich benutze in meiner Praxis als Injektionsmittel **Colibiogen** (Laves), als Zusatz während der Colon-Hydrotherapie **Synerga** (Laves) und als orales Präparat **Mutaflor** (Ardeypharm). Synerga hat manchmal wahre Wunder bewirkt, wie in der Kasuistik zu erlesen ist.
Dazu gebe ich gerne Mineralien-Spurenelemente wie **Drüfusan** (Syxyl) und **Colovit-Tabletten** (Synomed).

Noch ein Wort zu den probiotischen Joghurt- oder Milchprodukten, die derzeit im Trend sind und für welche stark geworben wird:
Diese Produkte werden fast alle lediglich mit einer verhältnismäßig kleinen Anzahl an probiotischen Keimen angereichert! Da diese Bakterien durch die Darreichungsform die Magenbarriere kaum überwinden können, haben diese Produkte keinen besonders großen Nutzen. Nur die oben genannten Präparate gelangen unversehrt zum Einsatzort Dünndarm oder Dickdarm und haben eine medizinisch geprüfte und garantierte Wirksamkeit. Außerdem ist die tägliche Einnahme von Kuhmilchprodukten der Gesundheit nicht förderlich.

Gedanken-Zusammenfassung zur dauerhaften Gesundheit

1. Richtige, natürliche und maßvolle Ernährung: Wir leben nicht, um zu essen, sondern wir essen, um zu leben. Dabei darf das Essen ein Genuss bleiben. Das eine schließt das andere nicht aus. Wir müssen aus der Fress-Sucht heraus. Das heißt sicherlich nicht, wie bereits gesagt, dass man wie ein Mönch leben soll. Einer meiner Dozenten sagte von diesen Menschen, die alles verteufeln und sich jede Lebensfreude des Gaumens (und vielleicht die anderen auch?) verbieten, „das sind diejenigen, die als Iris-Zeichen der Augendiagnose einen Salatkopf haben". Ich fand es lustig. Ich hoffe, Sie auch.
Verwenden Sie wenig oder keine fertigen Produkte! Benutzen Sie keine Mikrowelle!
Essen Sie viel frisches Obst, Gemüse und Kräuter, einen Großteil davon roh. Kaufen Sie nichts Eingepacktes. Besonders Gemüse und Salate sollten nicht eingepackt sein. Sie sollten wissen, dass die Firmen eine besondere „Schutzatmosphäre" in die Tüten blasen, die oft aus Blausäure-Gas besteht, damit die Blätter nicht sofort welken. Wenn Sie im Wald eine Blume oder eine Pflanze pflücken, wie lange braucht sie um zu welken? 20 oder 30 Minuten? Jetzt wissen Sie, warum der Salat in der Tüte zwei Wochen frisch aussieht. Wenn Sie das essen, dann welken Sie!

Trinken Sie täglich frisch gepresste Säfte von Obst und Gemüse. Es gibt keine bessere Methode, um sich Leben einzuverleiben.
Ernähren Sie sich vielseitig!
Nehmen Sie wenig Fleisch (besonders kein Schweinefleisch) zu sich.
Trinken Sie ausreichend Wasser (ohne Kohlensäure), wenigstens zwei Liter täglich. **Wasser arbeitet im Körper durch das, was es mitnimmt und nicht durch das, was es mitbringt!**

2. Regelmäßige und vorbeugende Darmhygiene: Um ein ungünstiges Darmmilieu durch gärende und faulende Ablagerungen gar nicht erst entstehen zu lassen, sind regelmäßige Einläufe zur Entlastung des Darms und Gesunderhaltung des Organismus die Methode der Wahl. Dies gilt sowohl für vorbeugende Maßnahmen und die Hygiene als auch für die Möglichkeit einer Selbsthilfe bei vielen Formen von Unwohlsein, sei es eine einfache Erkältung oder auch ernstere Erkrankungen, die selbstverständlich zusätzlich professioneller therapeutischer Hilfe bedürfen.
Unter der Voraussetzung, dass ausschließlich reines Wasser zur Anwendung kommt, sind Einläufe entgegen allen anders lautenden Behauptungen vollkommen risikolos, so dass hiermit auch Eltern ihren Kindern im Bedarfsfall beste Hilfe zukommen lassen können. Der beste Einlauf ist die Colon-Hydrotherapie. Andere Methoden bewässern nur die letzten Zentimeter des Dickdarms und sind daher nicht vergleichbar.

Das Fasten ist die älteste und bewährteste Selbsthilfe- und Therapiemethode der Menschheit zur Reinigung des Körpers mit klärender Wirkung auf Seele und Geist.
Und ein Letztes: Nur wenn wir uns ständig bewegen, können wir eine optimale Gesundheit erhalten.
Körperliche Bewegung ist die Voraussetzung für eine gute Sauerstoffversorgung des Organismus und seelisch-geistige Ausgeglichenheit.

Nach einer kombinierten Anwendung der Colon-Hydrotherapie und der eiweißlosen Diät verlieren viele Menschen „einiges". Es geht fast grundsätzlich etwas Gewicht verloren. Bei den meisten Patienten sind es nur wenige Kilogramm, bei anderen sind dann bis zu 20 Kilo spurlos verschwunden. Ekzeme der Haut verschwinden dabei auch gerne, ebenso wie Verstopfung und sogar Schwerhörigkeit... Eine Patientin kann nach der Therapie tatsächlich wieder auf ihrem rechten Ohr hören! ...

Spaß beiseite! Eines kann ich allerdings mit Sicherheit sagen: Nach 15 Jahren und tausenden von Behandlungen ist noch nie jemand danach schlechter dran gewesen als davor. Das ist exakt das, was die Naturheilkunde sich auf die Fahne geschrieben hat:

„Zuerst nicht schaden!"

Zum Abschluss zwei schöne Geschichten

Ich habe eine Menge spektakulärer Ergebnisse erleben dürfen, die mich als Therapeuten mit Freude erfüllt haben.

Ein Sonderfall (mit Helikobakter und Zöliakie):
Frau Gudrun F. hatte seit einer guten Woche extreme Leibschmerzen, zeitweise mit Erbrechen. Sie ließ am 28. September 2000 eine **Stuhluntersuchung** durchführen, die u.a. folgende Ergebnisse erbrachte (die hier für den „Nicht-Fachmann" kommentiert werden):

- **pH-Wert des Stuhls 5,5**
  Bedeutung: Zu sauer! Die Schulmedizin gibt einen Wert von 6,2-6,8 als normal an. Wir Naturtherapeuten freuen uns über einen Wert leicht über 7, also basisch.
- **Elastase 97 mg E1/g Stuhl**
  Bedeutung: Schwere Enzym-Insuffizienz. Eine Substitution mit Cotazym und Pankreatan 25000 wurde empfohlen.
- **Sekretorisches IgA 13 mg IgA/g Stuhl**
  Bedeutung: Sehr schwer verminderte Aktivität des Magen/Darm-Immunsystems. Der unterste Normwert liegt bei 510 mg. Es liegt ein Vierzigstel des Mindestwertes vor!
- **PMN-Elastase: positiv 121 ng/ml**
  Bedeutung: Der Normwert sollte unter 62 ng/ml liegen. Wir haben hier das Doppelte! Das deutet auf eine starke Entzündung der Magen/Darm-Schleimhaut.
- **Helikobakter-Pylori-Antigen: stark positiv 0.800**
  Bedeutung: Der Normwert darf nach schulmedizinischer Sicht 0,160 nicht übersteigen. Hier übersteigen wir diese Grenze um das Vierfache! Es wurde die Tripeltherapie mit dem H2-Antagonisten Ranitidin, dem Protoneneumoen-Inhibitor Omeprazol und Antibiotika Amoxicillin und Metrodinazol als Therapie empfohlen.

- **Anti-Gliadin–sIgA: positiv 4341 U/l Stuhl**
  Bedeutung: Dieser Wert ist labormäßig ein **Extremwert**. Die Norm liegt **unter** 100 U/l. Hiermit wurde die schwere Erkrankung Zöliakie mit Pomp und Gloria offiziell **wissenschaftlich** nachgewiesen.

Diese Patientin wurde vom Labor und von einer dem Labor angeschlossenen Ernährungsberaterin persönlich angerufen. Es wurde ihr mit nachgewiesener Helikobakter-Besiedlung und mit Zöliakie massiv Druck und Angst gemacht. Auch wurde ihr wörtlich gesagt: „Wenn Sie nicht sofort etwas unternehmen, so werden Sie in wenigen Wochen Magenkrebs bekommen."
Diese Patientin kam am 16. Oktober 2000 zu uns und wurde wie folgt behandelt:

- Die Parasitenkur nach Frau Dr. Clark,
- Basosyx, um die Übersäuerung kurzfristig zu neutralisieren,
- Sanukehl Salm zur Reinigung der Gallengänge und auch ein paar Colon-Hydrotherapien.

Nach zwei Wochen waren alle Schmerzen weg und sie sind bis heute nicht wiedergekommen, wobei auf eine vernünftige Ernährungsweise Wert gelegt, aber auf **glutenfreie Kost keinerlei Rücksicht genommen wurde**. Die Patientin durfte „alles" essen! Eine anschließende Magenspiegelung ergab keinerlei nachweisbare Helikobakter-Belastung mehr.
Dieser Fall ist in seiner Ausprägung sicherlich extrem, aber gerade deswegen möchte ich hier etwas Wichtiges verdeutlichen: Auch in Ausnahmefällen bitte **keine Panik** aufkommen lassen! Man soll den Kopf nicht verlieren. Angst ist immer ein schlechter Ratgeber. Wie leicht werden aufgrund von Laborwerten überzogene Therapien angefangen, die schwere Nebenwirkungen nach sich ziehen! Laborwerte sind Hinweise – und sonst nichts. Es wird nicht so schnell gestorben und Krebs braucht Jahre, um sich zu entwickeln. Die Zöliakie ist eine Milieu-Erkrankung. Die Darmschleimhaut ist gereizt und es gilt, sie zu besänftigen. Dann können Sie sich wieder normal ernähren. Es lohnt sich, es wenigstens zu versuchen.
Besonders die Helikobakter-Problematik liegt mir hier am Herzen. Die Tripel-Antibiotika-Therapie ist meines Erachtens nicht nur unsinnig, sondern

glatt schädigend. Ich habe mehrere Patienten, die diese Therapie bis zu dreimal in Folge je mit Magenspiegelung von verschiedenen Ärzten bzw. Krankenhäusern verabreicht bekommen haben, das Ganze ohne Erfolg. Die Ursache für die Aktivität dieser Bakterien wird von der Therapie nicht berührt. Antibiotika machen nur einmal „Großreinigung", das Gewebe ist aber danach noch schwächer als vorher!
Wenn wir das Milieu Magen mit Bismut (z.B. im Präparat Ventricon von Syxyl) und mit Entsäuerung sanieren, so verschwinden die Helikobakter. Und wenn Sie wirklich einmal „putzen" möchten, so trinken Sie frisch bereitetes ozonisiertes Wasser. Es radiert diese Bakterien aus und gibt Ihrer Magenschleimhaut Sauerstoff in rauen Mengen.

Abschließend möchte ich also von einem Fall berichten, der die Kraft dieser Behandlung am besten darstellt.
Mein eigener Schwager, ein junger dynamischer Mann von 32 Jahren, rief mich in der ersten Maiwoche 1995 an und sagte kurz „ich brauche Dich". Es war insofern erstaunlich, als er sehr sportlich und sicherlich kein weinerlicher Typ ist. Solche Worte hätte ich also von ihm niemals erwartet.

Er erzählte kurz und bündig seine Geschichte. Die Problematik hatte angefangen mit einem Hautausschlag im Anal-Genital-Bereich, der sich sehr rasch nach oben und unten, also in Richtung Rumpf und Beine ausgebreitet hätte. Der Hausarzt hätte ihn nach einem fruchtlosen Versuch mit Homöopathie (in Frankreich benutzen viele Schulmediziner die Homöopathie!) in die Uniklinik in Bordeaux eingewiesen. Seine eigenen Worte waren: „Das letzte Bild sah so aus: Ich lag nackt auf einer Liege, es waren 18 Ärzte um mich. Die haben mich aus allen Winkeln fotografiert. Dann kam der Professor und sagte mir wortwörtlich: ‚Ich kann nichts mehr für Sie tun, Sie haben Aids'".
Glücklicherweise ist mein Schwager eine psychisch stabile Person. Er stand von der Liege auf, zeigte dem Professor einen Vogel, nahm seine Sachen und floh regelrecht aus dem Krankenhaus. Einen Tag nach seinem Anruf nahm er den Flug von Bordeaux nach Düsseldorf und kam zu mir. Das Bild war verheerend! Die Haut war mit Ausnahme des Gesichts, der Füße und Hände völlig rot und übersät von schuppenden Pusteln. Der Juckreiz war unbeschreiblich.

TEIL 2: Zum Abschluss zwei schöne Geschichten

Wir fingen sofort an. Er bekam seine erste Colon-Hydrotherapie, eine Behandlung, die er vorher nicht kannte. Als ich ihm erzählte, wie sie durchgeführt wird, wehrte er sich innerlich. Die erste Sitzung war für ihn und für mich eine Qual. Er konnte nicht verstehen, dass anal eingeführtes Wasser eine Besserung bringen könne. Er benahm sich so unmöglich, dass ich kurz davor war, ihn nach Hause zu schicken mit dem Spruch „sieh mal zu, wie Du zurecht kommst". Am nächsten Tag eröffnete ich ihm, wir würden eine weitere Sitzung durchführen. Da war die Freude nicht besonders groß. Die Therapie wurde in den Abendstunden durchgeführt, nach meiner Praxiszeit. Nach etwa 20 Minuten fing er auf einmal an, Sachen zu erzählen, die ich zunächst nicht verstand, denn er hatte das Gesicht von mir abgewandt. Ich schaute und sah gerade noch, dass er die Augen verdrehte und nur noch quasi wie in Trance sprach. Er sprach von seiner Arbeit, von vielen Schwierigkeiten und ließ regelrecht alles heraus, was er auf der Seele hatte. Ich war darauf nicht vorbereitet. Gerne hätte ich seine Worte mit einem Tonband aufgenommen, um sie ihm später zu überreichen. Ich war aber eher damit beschäftigt zu sehen, dass er noch atmete, und dass sein Puls gut fühlbar war. Gleichzeitig passierte eine Darmentleerung von unglaublichen Ausmaßen. Ich nahm eine Decke, deckte ihn zu und ließ ihn eine Stunde so liegen. Als er wieder zu sich kam, schickte ich ihn unter die Dusche und ins Bett, was er kommentarlos tat. Am nächsten Morgen kam er freudestrahlend die Treppe herunter. Die Arme waren inzwischen völlig frei von Rötungen und Pusteln. Die nächsten Behandlungen hat er sehr wohlwollend und mit Freude durchführen lassen. Nach einer einzigen Woche war sein Körper völlig befreit.

Natürlich hatte er von mir einige Injektionen (u.a. Utilin, Nigersan, Mucokehl von Sanum) und auch eine Ozon-Therapie bekommen, aber absolut eindeutig hat die Colon-Hydrotherapie diesen schweren Fall „geknackt". Das ist jetzt über zehn Jahre her. Er hat nie wieder ein Hautproblem bekommen. Seine Eltern haben in der Familie erfahren, dass eine Tante an einer ähnlichen Problematik, die sich letztendlich als Schock zugespitzt hatte, mit etwa 40 Jahren gestorben war.

Es war sicherlich ein dramatischer Fall und bestimmt nichts Alltägliches. Ich muss mich allerdings immer fragen: Was wäre aus ihm geworden, wenn es diese Therapie nicht gegeben hätte und er zur Behandlung in einem Krankenhaus geblieben wäre?

TEIL 3
Die tiereiweißlose Diät

Einleitende Worte

Nach über fünf Jahren praktischer Erfahrungen und Anwendung dieser Diät kann ich heute auf eine beachtliche Erfolgsserie zurückblicken. Vielen Menschen konnte mit dieser Vorgehensweise aus schweren und gefährlichen gesundheitlichen Situationen geholfen werden. Das ist der Grund für diese Publikation. Sie sollen in die Lage versetzt werden, sich selbst helfen zu können.

Die Grundlage für diese Schrift ist 1997 entstanden, als ich es müde wurde, die Hintergründe für diese Diät wieder und wieder zu erläutern. In unserem Zentrum veranstalten wir viemal pro Jahr einen Vortragsabend „Eiweiß-Fasten, warum?", um alles bis ins Detail zu erklären.

Hier handelt es sich um ein praktisches Arbeitsbuch. Damit Sie aber nicht „blind" arbeiten, finden Sie in der Einleitung einige kurze Hinweise zu den medizinischen Grundlagen.

Diese Diät ist keine Boulevard-Revue-Diät. Sie ist eine medizinische Diät, deren Ziel die Lenkung des Stoffwechsels ist. Einige meiner Patienten haben während der Diät tüchtig an Gewicht verloren, aber das ist für mich nur eine Randerscheinung und an und für sich völlig uninteressant.

Die tiereiweißfreie Ernährung hat u.a. zahlreiche Cholesterin-„Notsituationen" gelöst, denn auch das Cholesterin-Problem verschwindet auf einfachste Weise. Bei einer Patientin purzelte der Cholesterin-Wert im Blut **ohne jeglichen Einsatz von Medikamenten** von 337 auf 197 innerhalb von sechs Wochen. Leider hatte diese Dame nicht den Mut, ihrem Arzt zu sagen, dass sie die von ihm verordneten Lipid-Senker nicht eingenommen hatte, sodass dieser Fall als positiver Fall in der Statistik der Chemieindustrie seinen Platz finden wird. Wie viele solcher Fälle gibt es? Darüber führen wir keine Statistik. Wir brauchen es nicht. Wir wissen, dass es hilft.

Das Ganze klingt vielleicht wirklich wie ein Märchen, aber haben Sie keine Angst, Sie werden nicht gleich geweckt und alles war nur eine Fata Morgana oder ein Alptraum à la Lipobay.

Diese und ähnliche Fälle erbringen die praktische Bestätigung bzw. den Beweis für die Richtigkeit der Arbeit von Prof. Dr. Wendt an der Charité in Berlin „Gesund werden durch Abbau von Eiweiß-Überschüssen". Er sagte:

„Eiweißfasten heilt folgende Krankheiten:	Darüber hinaus verhindert Eiweißfasten folgende Erkrankungen:
Bluthochdruck Altersdiabetes Gicht Angina Pectoris Viele Rheuma-Typen Übergewicht	Herzinfarkt Schlaganfall Arteriosklerose Auto-Immun- Erkrankungen"

Die Wirksamkeit der Methode ist durch jahrtausendealte Erfahrungen der Naturheilkunde bestätigt und ich habe in meiner Praxis keinen einzigen Fall gesehen, der ihr widersprechen würde.

Der oberste Grundsatz in der Naturheilkunde lautet ja: **„Zuerst nicht schaden!"** Sie haben also nichts zu verlieren und können darauf vertrauen. Es ist Realität.

Was ist das nun für eine Diät, die die Welt von so vielen tödlichen Problemen quasi befreit?

Gesundheit ist „machbar", und es geht viel einfacher, als man denkt.

Eiweißfasten, warum?

Kurze medizinische Hintergründe zu dieser Diät

Mit dieser Diät befreien Sie Ihre Arterien und Ihre Leber von gespeicherten Eiweißen in Form von Kollagenen. Dadurch werden die Arterien weicher und durchlässiger. Das Blut hat weniger Mühe, bis in die feinsten Kapillaren zu kommen um die entlegensten Zellen zu versorgen. Auf einer Seite ist das Blut dann auf natürliche Weise dünnflüssiger, weil die roten Blutkörperchen leichter und verformbarer sind und auf der anderen Seite sind die Öffnungen der Arterien größer. Der hohe Blutdruck sinkt durch die wiedergewonnene Verformbarkeit der Gefäßwand wieder, die Blutzuckerwerte fallen durch die Verbesserung der Diffusionsmöglichkeit ebenfalls. Die Wahrscheinlichkeit, an Herzinfarkt und Schlaganfall zu erkranken, sinkt durch bessere Fließmöglichkeit und Verminderung des Säurepegels auf ein Minimum.
Sicherlich müssen für diese beiden Erkrankungen ein paar zusätzliche naturheilkundliche Präparate eingenommen werden, aber die tiereiweißfreie Diät ist das Kernstück. Ohne sie ist der Rest vergebliche Mühe. Es wäre auch schade, wenn es anders wäre. Der Betroffene, der Patient, muss aktiv mitarbeiten. Es gibt keinen Zauberstab und keine Wunder. Wer keine Zeit für die Erhaltung seiner Gesundheit opfert, wird eines Tages Zeit haben müssen, seine Krankheit zu kurieren, falls er diese Chance noch bekommt.

Oft wird der Einwand gemacht, der Körper brauche Eiweiß. Sicherlich braucht er das. Die Zahlen sind in den verschiedenen Büchern unterschiedlich angegeben. Wir gehen hier von einer Menge von ca. 40 Gramm Eiweiß aus, die der Körper pro Tag benötigt. 40 Gramm sind etwa das Gewicht von zwei Briefen. Können Sie sich jetzt vorstellen, was Sie tagtäglich in sich hineinschaufeln? Eine Bekannte sagte einmal: „Man wird nicht krank vom Essen und Trinken, wohl aber vom Fressen und Saufen!" („freten und süppen" auf Solinger Platt)

An dieser Stelle muss der Unterschied zwischen tierischem und pflanzlichem Eiweiß erläutert werden. Eiweiß ist ebensowenig gleich Eiweiß, wie Menschen gleich Menschen sind. Kein Mensch ist einem anderen gleich. Nicht mal die geklonten armen Kreaturen sind ihrem Ursprungsmodell gleich. So sind auch Eiweiße unterschiedlich. Das Menscheneiweiß ist nicht gleich dem Tiereiweiß und schon gar nicht gleich dem Pflanzeneiweiß. Eiweiße sind also art- bzw. spezies-spezifisch. Es geht aber noch weiter und tiefer. Die Eiweiße von Frau Müller unterscheiden sich von denen der Nachbarin und sogar von denen ihrer eigenen Schwester. Eiweiße sind also sogar individuum-spezifisch. Daher baut jede Leber genau die Eiweiße, die der Leberinhaber braucht.

Die Transplantationstechnologie kann aus diesem Grund nur Stückwerk bleiben. Die Patienten mit transplantierten Organen müssen ihr ganzes Leben lang „Hammer-Präparate" einnehmen, um die natürliche Abstoßreaktion ihres Körpers zu unterbinden. Es ist nichts mit „Du kriegst eine neue Leber/eine neue Niere, und Du kannst wie früher leben"! Das ist nur das, was die Werbung uns weismachen will, dies muss jedoch stark relativiert werden. Für den Bau der eigenen Eiweiße bekommt die Leber Rohmaterial aus der Nahrung. Dieses Rohmaterial kommt durch den Darm und wird über das Blut zur Leber transportiert.

Der Unterschied zwischen tierischen und pflanzlichen Eiweißen

Das ist der Punkt, der von der heutigen Medizin nicht verstanden werden **darf.** Würde sie es tun, würde sich unsere Gesellschaft auf einen Schlag grundlegend ändern müssen. Hier liegt nämlich der Schlüssel zu allen Zivilisationskrankheiten. Und stellen Sie sich mal vor, diese Krankheiten würden verschwinden. Ganze Industriezweige würden mit untergehen und damit auf einen Schlag fast die komplette Pharmaindustrie! Das darf nicht sein, daher **„kann"** es nicht verstanden werden, obwohl es so einfach ist.

TEIL 3: Eiweißfasten, warum?

Es gibt zwei Sorten von Eiweißen.
Die **pflanzlichen** Eiweiße oder Proteine sind sogenannte **inkomplette** Eiweiße. Sie beinhalten nicht die für uns notwendige Vielfalt an Aminosäuren, weil die Pflanzen mit weniger auskommen. Wenn die Leber für uns aus den Pflanzen eigene Proteine bilden will, so muss sie also „jonglieren". Sie nimmt die Aminosäuren aus der einen Pflanze und das, was für uns fehlt, aus anderen. Da diese Aufbauarbeit aufwendig ist, produziert sie nur das, was wir brauchen. Ist der Bedarf gedeckt, so wird kaum noch was produziert.

Im Gegensatz zu tierischen Eiweißen sind pflanzliche Eiweiße sogenannte inkomplette Eiweiße und können daher niemals zu einer Übereiweißung mit ihren verheerenden Folgen führen.

Darin liegt die Erklärung, warum pflanzliche Eiweiße niemals zu einer Überfülle, also niemals zu Ablagerungen und deren verheerenden Folgen führen können.

Anders ist es bei Proteinen tierischen Ursprungs. Sie sind **komplett,** sie beinhalten von Anfang an alles, was wir brauchen und müssen nur noch leicht umgeformt werden. So etwas Tolles schmeißt unsere Leber natürlich nicht weg, der wertvolle Stoff wird gespeichert. – Und das ist der Beginn unserer Tragödie.

Wir speichern und speichern und speichern, weil es uns zu gut geht (und wir zu viel tierisches Eiweiß zu uns nehmen), bis wir nicht mehr „papp" sagen können. Dieses Problem gab es in den ganzen Millionen Jahren der Evolution **bisher nicht.** Noch bei unseren Großeltern gab es Zeiten der Not. Das Essen wurde reduziert, damit die Vorräte ausreichten. Es gab keinen Kühlschrank und noch vor drei bis vier Generationen keine Konserven. Und bevor die Kartoffel in Europa eingeführt wurde, gab es sogar dann und wann und immer wieder das große Hungersterben.

Dieses natürliche Leben mit „Zwangsfasten" am Ende des Winters kennen nur noch einige Naturvölker. So werden die Hunzas im Himalaya nie krank.

TEIL 3: Eiweißfasten, warum?

Sie sterben mit mindestens 100 Jahren und mit vollständigem Gebiss. Sie haben noch nie einen Zahn verloren und Rheuma, Diabetes und Krebs sind absolut unbekannt.

Professor Wendt beziffert die Menge an gespeichertem Eiweiß in Form von Speicher-Kollagenen in den Arterien und in der Leber insgesamt auf knapp vier Kilogramm! Die Entstehung der oben beschriebenen Probleme stellt Ihre Vorstellungskraft sicherlich nicht auf eine allzu große Probe, oder?

Wir wollen die Arterien befreien? Na schön! Wenn die Speicher voll wären, so bräuchten wir bei einer absoluten Eiweiß-Null-Diät und einem besagten Verbrauch von 40 Gramm pro Tag halt 100 Tage, um es abzubauen!
Sie verstehen jetzt sicherlich, warum ich auf **völligem** Verzicht von tierischem Eiweiß bestehe. Wenn Sie täglich nur soviel Eiweiß zu sich nehmen, wie ein Brief wiegt, also 20 Gramm, so verdoppeln Sie diese Abbauzeit.
Glücklicherweise ist erstens nicht jeder so belastet, und zweitens gibt es in diesem Fall einige Naturheilmittel, die den Abbauprozess beschleunigen. Wenn Sie sechs Wochen lang diese Diät einhalten, bauen Sie etwa zwei Kilogramm an Ablagerungen ab. Dann dürfen Sie sich auf die Schulter klopfen. Sie haben gute Arbeit geleistet. Ich brauche es Ihnen nicht zu bestätigen, Sie spüren es selbst. Wenn Sie es einmal jährlich tun, können Sie kaum noch krank werden.

Hier ist auch die Erklärung zu finden, warum Sie bei der allerersten Durchführung dieser Diät mehr abnehmen als bei den folgenden. Sie „verbrennen" diese Ablagerungen, und zwischen der ersten und zweiten Diät – wenn nicht mehrere Jahre dazwischen liegen – können Sie es gar nicht schaffen, wieder so viel anzulegen. Also mein Rat: Führen Sie diese Diät mindestens einmal pro Jahr durch, aber seien Sie nicht traurig, wenn die Waage nicht mehr so weit nach unten geht. Sie sind sauber!

Es gibt auch zahlreiche Erkrankungen, die heute entweder als genetisch bedingt tituliert werden oder einfach durch unsere moderne Medizin unerklärt bleiben, wie u.a. Autismus oder Endometriose. Diese Erkrankungen haben eindeutig einen starken Bezug zur Ernährung und insbesondere „tierischen Über-

TEIL 3: Eiweißfasten, warum?

eiweißung". So stellte Fabio Parazzini (Fachzeitschrift „Human reproduction" Juli 2004) von der Uni Mailand nach einer Studie an 1000 Frauen fest, dass viel Fleisch das Risiko dieser Schleimhautwucherung erhöht und Obst und Gemüse die Gefahr der Endometriose senkt.

Die „schlechten" Nachrichten zuerst: Was Sie nicht essen sollten!

Ihnen ist eine tiereiweißfreie Diät verordnet worden und Sie fragen sich: Wie geht das überhaupt, was darf ich dann noch essen?

Der Verzicht betrifft ausschließlich Eiweiße (Proteine) tierischer Herkunft.

Genau darauf sollten Sie für die Zeit der Kur **völlig** verzichten. Ich meine das genau so, wie ich es schreibe. Völlig!

> Sie sollten also während der gesamten Kurzeit:
> - kein Fleisch und keine Fleischprodukte (Aufschnitt, Wurst, Pastete, und kein Geflügel)
> - keine Milch und Milchprodukte (Quark, Joghurt, Kefir, Käse, ...)
> - keine Eier und
> - keinen Fisch (auch keinen geräucherten)
>
> zu sich nehmen.

Das klingt auf den ersten Blick völlig drakonisch. Manchmal sehe ich bei den Menschen, die bei mir in der Praxis von dieser Diät hören, die schiere Verzweiflung in die Augen steigen.

Nach fünf Jahren Experimenten haben wir beschlossen, dass – in den meisten Fällen – diese Diät etwas gemildert werden kann, denn sie ist für viele eine schwere Hürde. Wer noch nie gefastet bzw. den zeitweisen Verzicht geübt hat, kann schon einige Schwierigkeiten haben, diese Kur durchzuführen.

Die erste gute Nachricht ist also, dass wir Butter und Sahne in vernünftigen Mengen erlauben. Beide beinhalten nur Spuren von tierischem Eiweiß und sind daher fast unbedenklich. Es ist schön zu hören, dass man eine Gemüsesuppe oder eine Nudelsauce mit etwas Butter und Sahne verfeinern kann. Es ist hier aber kein Freischein für Übertreibungen. Sie haben Ihr Schicksal selbst in der Hand.

Ist die Kur schwierig durchzuführen? – Die Antwort ist klar auszudrücken: Nein!

Das Ganze ist viel einfacher als Sie denken, und Sie werden sehen, dass man diese Zeit durchaus kulinarisch sehr geschmackvoll gestalten kann. Sie werden die sechs Wochen nicht nur „überleben", sondern ich möchte wetten, dass Sie nach Abschluss dieser Zeit Ihre bisherigen Essgewohnheiten nicht wieder ganz in der gewohnten Form aufnehmen werden. Sie werden sich nämlich so wohl fühlen, dass dieses Gefühl es Ihnen wert sein wird. Dazu werden Sie erlebt haben, dass das Ganze gar keine Entbehrung mehr bedeutet.

Nur – wie immer – ist jeder Anfang schwer. Die erste Woche ist die schwierigste. Es kann sein, dass Muskeln und Knochen schmerzen und der Kopf brummt. Das hängt vom Grad Ihrer bisherigen Verschlackung ab. Diese Stoffe müssen aus dem Gewebe und dann aus dem Körper befördert werden.

Trinken Sie bitte so viel wie möglich. Wasser, Tees...

Bedenken Sie, dass weder Bier noch Wein tierisches Eiweiß enthalten. – Das ist doch eine Supernachricht, oder?

Ab Ende der zweiten Woche wird die Diät Routine. Nach der vierten Woche werden Sie bemerken, dass Ihre Verdauung toll funktioniert, Ihr Blutdruck sich stabilisiert hat, die Cholesterin- und Triglyceride-Werte gesunken sind und viele andere Dinge, die Sie nicht direkt bemerken, die aber zu einem diffusen Wohlbefinden führen. Sie fangen wirklich an, sich befreit zu fühlen.

Ab heute fängt der Rest Ihres Lebens an. Émile Coué hat es so schön als gedankliches Leitmotiv ausgedrückt:
„Es geht mir von Tag zu Tag in jeder Hinsicht besser und besser!"

Gestalten Sie es bestmöglich. Geben Sie Ihrem Körper die Chance, Ihnen ein gutes Gefühl zu geben.

Weiterer Beweis, warum unser Darm kein tierisches Eiweiß mag

Brauchen Sie noch einen Beweis, warum Menschen reine Vegetarier bzw. genauer gesagt reine Obstfresser sind?
Fast alle Warmblüter können Vitamin C synthetisieren, das heißt nach Belieben und nach Bedarf erzeugen. Der kleine Fuchs, der im Winter zum Trinken über das dünne Eis geht und ins kalte Wasser einbricht, springt heraus, schüttelt sich kräftig und produziert unwillkürlich eine Unmenge an Vitamin C, damit er sich nicht „erkältet". Haben Sie schon einen Fuchs gesehen, der hustet? Nein, die Vitamin C-Produktion schützt seine Lunge.
Affe und Mensch haben diese Fähigkeit verloren. Vor noch ein paar Millionen Jahren besaßen wir noch diese Eigenschaft, Vitamin C zu produzieren. Aber Mutter Natur hat gesehen, dass wir uns immer brav von Obst ernährt haben, ein Obst, das damals noch voll saftig war und mächtig viel Vitamin C enthielt. Daher ergab sich die Notwendigkeit der Produktion dieses Vitamins nicht mehr.
Fragen Sie sich, warum bei Lungenkrebs so gute Ergebnisse mit intravenöser Verabreichung von über 20 Gramm Vitamin C pro Tag erzielt werden.

Gedankensammlung zum Thema Kraft

Durch die Werbung beeinflusst, können sich viele Menschen nicht vorstellen, ohne Einnahme von tierischem Eiweiß zu leben, gar zu überleben. Einige sagen: „Ich bin kein Kaninchen und esse nur Salat", andere sagen:

Es geht um Ihren Darm

"mein Körper besteht nur aus tierischem Eiweiß, und daher muss ich tierisches Eiweiß zu mir nehmen, um meine Materie zu erhalten." Eine dritte Gruppe argumentiert, es fehle einem an Kraft, wenn man kein tierisches Eiweiß zu sich nähme.

Den ersten Gedanken mit dem Kaninchen könnte man noch gelten lassen. Wir sind in der Tat keine Kaninchen und essen daher nicht nur Salat, sondern u.a. enorm viel Obst, Getreide aller Art, Gemüse und Kartoffeln, Reis und Hülsenfrüchte. Dafür, und nur dafür ist unser Gebiss in der Form entstanden, die es heute hat und haben unsere Verdauungsenzyme das Profil, das sie eben haben.

Der zweite Gedanke ist, möchte ich sagen, einfach bestialisch unüberlegt. Der schönste Beweis liegt darin: Alle Tiere, die Pflanzenfresser sind, bestehen nicht aus Gras, sondern tatsächlich ausschließlich aus tierischem Eiweiß, obwohl sie nur Gras fressen. Das ist die einfach gestrickte Denkweise, die ich Ölwannentechnik nenne. Man steckt den Stab ein und sieht: "Hoppla, es fehlen 1,5 Liter Öl." Man kippt es nach und es ist alles o.k.
Das mag für einen Motorblock in Ordnung sein, nur ein Lebewesen, das sich selbst ständig bildet, erneuert und anpasst, funktioniert glücklicherweise anders. Also, vergessen Sie den Gedanken "Ich verbrauche tierisches Eiweiß, also muss ich tierisches Eiweiß nachkippen." Das ist kindisch und naiv.

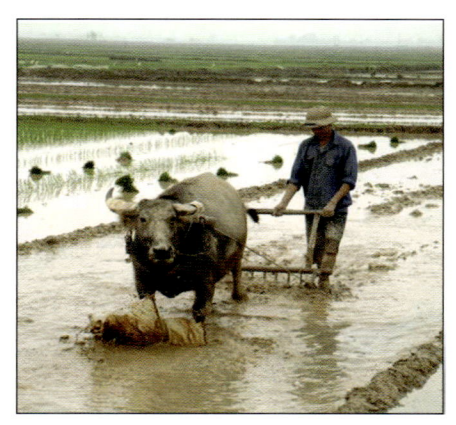

In diesem Zusammenhang kann man den dritten Gedanke entkräften. Wenn Sie an ein Tier denken sollten, das wirklich stark ist, welches Tier fällt Ihnen ein? Der Ochse? Schön! Man spricht vom Zugochsen, der alles aus dem Dreck zieht, wenn sonst nichts mehr geht und der Traktor versagt. Diese armen Tiere, die in Drittweltländern mit wenig Nahrung den ganzen Tag schuften, fressen ausschließlich Gras.

Nur in Europa kamen dumme Menschen auf den Gedanken, an diese Tiere Fisch- und Tiermehl zu verfüttern. Die Antwort der Natur war die BSE-Krankheit. Dennoch wird diese Fütterungspraxis durch verantwortungslose Züchter weiter betrieben.

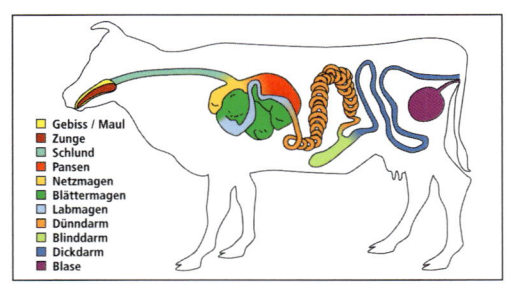

■ Gebiss / Maul
■ Zunge
■ Schlund
■ Pansen
■ Netzmagen
■ Blättermagen
■ Labmagen
■ Dünndarm
■ Blinddarm
■ Dickdarm
■ Blase

Verdauungstrakt des Rinds

Und welches Tier ist noch stärker als ein Ochse? Ein Pferd? Ein Rhinozeros? Das sind auch absolute Grasfresser!

Und wer ist stärker als ein Rhinozeros? Ein Elefant! Auch er ist nur ein Grasfresser!

Elefanten in freier Wildbahn fressen Gras, Blätter und ähnliches mit einem hohen Wasseranteil und fressen so bis zu 300 kg pro Tag. In Gefangenschaft fressen sie ungefähr 30 kg Heu, 10 kg Karotten oder ähnliches und 5-10 kg Brot.

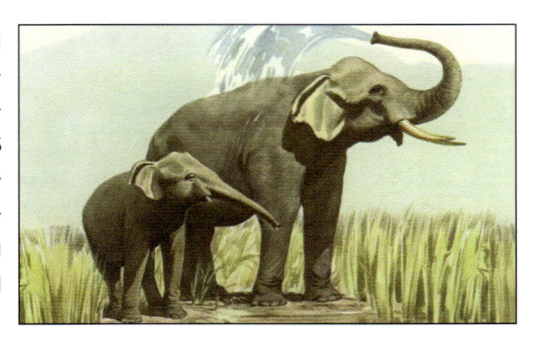

Und welches Tier war denn das schwerste und kräftigste Tier auf Erden seit Anfang aller Zeiten? Es war der Diplodocus! Er konnte bis zu 35 Tonnen wiegen und ernährte sich ausschließlich aus Jungpflanzen, besonders Wasserpflanzen!

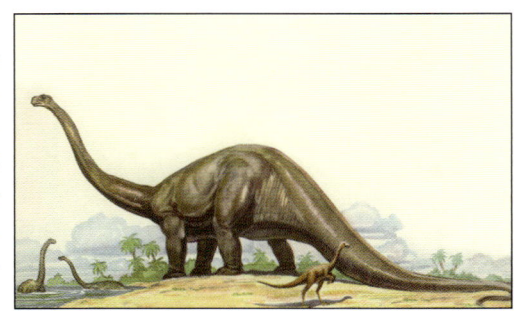

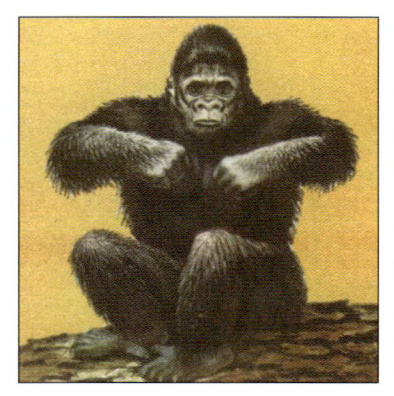

TEIL 3: Die „schlechten" Nachrichten zuerst: Was Sie nicht essen sollten!

Und welches Tier ist uns sehr nahe und lässt die Kraft von Mr. Universum Arnold Schwarzenegger wie die eines Schulkindes aussehen? Der Gorilla! Er ernährt sich in freier Wildbahn nur von Obst.

Trinken alle diese Tiere Milch? Nein! Haben sie deshalb schwache Knochen? Auch nicht! Vergessen Sie die Werbung und die pseudo-medizinische Propaganda. Sie will nur eines: Ihr Geld.

Wenn Sie immer noch nicht überzeugt sind, dann lesen Sie das Buch von Christian Opitz „Ernährung für Mensch und Erde". Er hat darin eine Liste von Weltrekordlern aufgestellt, die Veganer sind! Sie werden staunen.

Die wirklich stärksten Tiere, die es je gab und gibt, sind allesamt Pflanzen- bzw. Grasfresser.

Die tägliche Einnahme von tierischem Eiweiß raubt Ihnen die letzte Kraft!

Die „guten" Nachrichten:
Was Sie alles essen dürfen!

Ich möchte erneut betonen, dass uns **ausschließlich** die **tierischen** Eiweiße Probleme bereiten. Pflanzliche Eiweiße sind bei dieser Diät erlaubt. Auch pflanzliche Fette sind erlaubt. Das mag manch einen erstaunen. Ja, ich sage es einmal mehr in aller Deutlichkeit: Man kann fett und trotzdem gesund sein. Die größten Säugetiere der Welt sind am fettesten. Die Wale sterben nie und niemals an Herzinfarkt und haben meterdicke Fettschichten am Rumpf. Die Schulmedizin will es immer noch nicht zugeben, wobei sie in Prof. Lothar Wendt einen tollen Vordenker hatte, der alles haarklein beschrieben und mit vielen Versuchen in der Charité in Berlin bewiesen hat. **Cholesterin hat niemals einen Herzinfarkt verursacht.** Erhöhte Cholesterinwerte sind kein Zeichen der Verfettung, sondern meistens u.a. ein Folgezeichen der Eiweißverschlackung der Leber! Deswegen sind die Lipidsenker totaler Unsinn und noch dazu wegen ihrer Nebenwirkungen gefährlich. Die gleichzeitige Verschlackung der Leber und der Gefäße mit Kollagenen aus Eiweiß bringt all diese Probleme – die Sie jetzt beseitigen können.

Dann muss ganz klar sein, dass diese Diät kein eintöniges Essen und keine Resignation bedeutet. **Das Essen muss abwechslungsreich bleiben.** Einige Patienten lesen nur das, was verboten ist und essen drei Wochen lang nur Wassernudeln und staunen, dass es ihnen nicht gut geht.

Was können Sie noch essen? Für die Biologen oder die Ernährungsspezialisten unter Ihnen kann man die Frage ganz einfach beantworten: Sie können alle Kohlenhydrate essen und auch alle pflanzlichen Lebensmittel.
Sie haben sicherlich gerade bemerkt, dass ich das Wort Lebensmittel und nicht Nahrungsmittel benutzt habe. Ein Nahrungsmittel wird zur Ernährung benutzt. Es ist die unterste Schublade des physischen Überlebens und das, was unsere Lebensmittelchemiker überprüfen.
Lebensmittel hingegen sind Mittel zum Erhalt und zur Förderung des Lebens. Diese Mittel müssen daher auch Leben beinhalten. Frisches Gemüse, Obst,

TEIL 3: Die „guten" Nachrichten: Was Sie alles essen dürfen!

das nicht aus der Reiferei kommt... das sind Lebensmittel. Fragen Sie sich, warum Herr Heilpraktiker Breuß, Dr. Moermann und Dr. Gerson so viele Menschen von Krebs befreit haben? Die Antwort ist einfach: Sie haben den vom Tod gezeichneten Patienten mit frisch gepressten Gemüsesäften u.a. mit Roter Bete, Sellerie und Möhren wieder „Leben" zugeführt.

Allerdings ist in den letzten Jahren viel passiert. Durch „moderne" Produktionsmethoden in der Landwirtschaft – wie z.B. Überdüngung und Reifereibetriebe – ist der Gehalt an vitalen Lebensstoffen in Gemüse und Obst drastisch gesunken. Man spricht von ca. 60 % Verlust! Daher musste ich leider meine Aussage revidieren „Wenn Sie Gemüse und Obst essen, so brauchen Sie keine Pillen". Nahrungsergänzungsmittel sind für die Stadtbewohner notwendig geworden. Bücher wie „An vollen Töpfen verhungern" (Siehe Literaturhinweis) berichten davon.

Übrigens:
Manche Besucher in meinem Haus fragen tatsächlich, ob ich die Eier meiner Hühner esse. Sie hätten da kein Vertrauen. Sie kaufen lieber Eier im Geschäft. Die sind geprüft und gestempelt. Auf solch perverse Denkweisen werden die Menschen heutzutage getrimmt. Meine Hühner haben ca. 120 Quadratmeter Freiland und ein eigenes Häuschen für zehn Hühner und einen Hahn. Sie bekommen nur Korn und Grünes aus dem eigenen Garten. Da möchte man glatt Huhn am Buchweizenberg werden. Soweit ich Eier esse, verspeise ich diese mit Genuss.

Also hier die guten Nachrichten: Was dürfen Sie demnach essen?

Obst und Gemüse
Obst und Gemüse sind die Basis einer natürlichen und gesunden Ernährung. Sie können uneingeschränkt eingenommen werden. Dabei sollte der Anteil an Rohkost in der Gesamtaufnahme mindestens 30 % betragen. Je mehr, desto besser. Bedenken Sie, dass die Eiweißstruktur ab ca. 41° C verloren geht, weil eben das „Leben" bei dieser Temperatur die Materie verlässt. Also viel Obst, viel Salate und viele frisch gepresste Gemüsesäfte essen bzw. trinken.

TEIL 3: Die „guten" Nachrichten: Was Sie alles essen dürfen!

Oft wird gesagt: „Ich kann aber keine Rohkost vertragen!" Ja, das passiert, wenn der Darm durch andauernde Falschernährung die Fähigkeit zur Verdauung dieser Kost verlernt hat. Unser Körper und ganz besonders unser Darm sind Meister der Anpassung. Wenn Sie jahrelang Ihren Darm mit Fertigfutter füllen, so versucht er daraus für Ihren Organismus das Beste zu machen und passt sich dem an. Sie können heute nicht auf einmal alles umschmeißen, genauso wenig wie ein Sesselarbeiter nicht innerhalb einer Woche Marathon laufen kann. Die Muskeln, die Sehnen, die Knochen, die Ausdauer des Herzens und der Gefäße müssen sich für die Erfüllung der neuen Aufgabe neu bilden. Im Darm muss sich die ganze Biochemie umstellen. Fast vergessene Enzyme müssen wieder gebaut werden und selten benutzte biochemische Reaktionen müssen wieder geübt werden. Fangen Sie also mit dem Training Ihres Darms langsam an und verzeihen Sie ihm, wenn er am Anfang etwas rebelliert. Sie sind daran schuld. Er hat nur sein Bestes getan.

Kohlenhydrate – darunter fallen Kartoffeln, Nudeln, Reis, Getreide und Brot.
- **Kartoffeln:** Nehmen Sie bitte Kartoffeln, die so unbelastet sind wie möglich. Sie sollten wenig gedüngt und nicht „gepudert" sein. Oft werden „Anti-Keim-Mittel" über die Kartoffeln gestreut, bevor sie dem Verkauf zugeführt werden. Diese Mittel sind für die Menschen sicherlich nicht gut. Ich frage mich, ob sie eine Wirkung auf die Zeugungsfähigkeit der Männer haben, die bekanntlich seit 1950 um die Hälfte zurückgegangen ist. Das ist allerdings bisher nicht erforscht worden.
- **Nudeln:** Bitte kaufen Sie nur Nudeln, die ohne Eier, Eierkonzentrat oder Eierpulver hergestellt werden. Persönlich bevorzuge ich die Nudeln aus dem Land der Spaghetti, also aus Italien. Hartweizengrießnudeln sind sicherlich am besten geeignet. Natürlich können Sie auch Vollkornnudeln verzehren. Mir persönlich schmecken sie nicht, aber wie die Franzosen sagen „über Farben und Geschmack darf man nicht streiten", es handelt sich nämlich nur um eine persönliche Einstellung.
- **Reis:** Reis ist eines der besten Nahrungsmittel für den Darm. Mit Reis können Sie den Darm in seine Mitte bringen und sowohl Verstopfung als auch Durchfall eindämmen. Reis ist (wie der Apfel) ein Darm-Regulator. Ich möchte keine Empfehlung aussprechen, Reis ist grundsätzlich gut.

Ein kleiner Tipp am Rande zur Behandlung von Durchfällen: „Reiswasser" trinken. Dazu zwei Esslöffel Reis in einem Liter Wasser auskochen, abseihen und den Sud über den Tag verteilt trinken (den Reis wegwerfen). Dazu nimmt man vier Tabletten Okoubaka D2 pro Tag ein (für Kleinkinder bitte nur zwei Tabletten auflösen). Damit stoppen Sie auf ganz natürliche Weise die meisten Durchfälle. Funktioniert es nicht innerhalb von zwei Tagen, so gehen Sie zu Ihrem Therapeuten.

- **Brot:** „Unser tägliches Brot gib uns heute" und die Geschichte der „wunderbaren Brotvermehrung" etc. zeigen uns: Brot nimmt eine zentrale Stelle in unserer Ernährung ein. Es gibt kaum ein Lebensmittel, das kontroverser diskutiert wird als Brot. Ich werde mich hier jeder Polemik enthalten, allerdings habe ich in Deutschland immer wieder eingetrichtert bekommen, wie schädlich Weißbrot wäre. Ich gebe hier zu bedenken, dass 50 Millionen Franzosen, etwa gleich viele Italiener und elf Millionen Griechen sich quasi ausschließlich von Weißbrot ernähren und… die Franzosen und Italiener haben eine um fünf Jahre höhere Lebenserwartung als die Deutschen. Also: Alles Quatsch. Daran kann es sicherlich nicht liegen. Versuchen Sie, einen Franzosen Schwarzbrot essen zu lassen. Das letzte Mal, dass ich es probierte, hat man mich mit einem Blick voller Unverständnis angeschaut, als ich wortwörtlich sagte: „Muss ich wirklich dieses Stück Teppichboden aufessen?"
Bringen Sie Freude in Ihr Leben… und essen Sie Brot, möglichst Vollkornbrot, es schmeckt gut und ist gesund.

- **Pilze:** Pilze beinhalten alles, was wir zum Leben brauchen! Pilze sind gesund. Kaufen Sie sie frisch und wenn es geht „unbestrahlt". Am besten sammeln Sie im Herbst diese Wunder der Natur selbst. Lernen Sie sie kennen und lieben.

- **Hülsenfrüchte:** Hülsenfrüchte sind die Kraftgeber! Erbsen, Linsen, Bohnen sind extrem sättigend und belasten Ihren Organismus nicht. Daher waren sie vor einigen Jahrzehnten im Mittelpunkt der Ernährung. Heutzutage sind sie etwas in Misskredit geraten. Es ist schade. Sie eignen sich sowohl für leckere Gerichte als auch für Suppen, Eintöpfe und Brotaufstriche.

- **Nüsse:** Nüsse sind die „Babys" von Bäumen. In jeder Nuss verbirgt sich die ganze Kraft eines Baumes! So ist zu erklären, warum Nüsse solche Kraftpakete sind. Auch sie beinhalten alles, was wir brauchen. Ein paar Nüsse reichen aus, um Ihnen das zu geben, was Ihr Körper braucht. Kaufen Sie ungespritzte Nüsse, wenn es geht von hiesigen Bäumen und nicht aus Ländern mit Monokulturen, in denen das Besprühen mit Insektiziden per Flugzeug wie in Kalifornien üblich ist. Am besten sind die Nüsse aus einem Baum aus der Umgebung, die man selbst pflückt.

Zusammenfassung:

Wenn Sie sich wie beschrieben ernähren, führen Sie Ihre Ernährung zu dem Profil zurück, für das Ihr Darm sich über Abermillionen von Jahren entwickelt hat.
Für diejenigen, die das nicht glauben wollen und meinen, der Mensch sei ein Fleischfresser, möchte ich ein paar Fakten in Erinnerung bringen.

Wie wir gerade gesehen haben: Fleisch essen heißt, ein Tier fangen zu können. Seit wann sind Menschen in der Lage, Fallen und Fischnetze zu bauen? Seit wann meistert der Mensch das Feuer? Wir wollen uns nicht über 10.000 Jahren streiten.

Die Geschichte der Menschheit und **der menschlichen Zelle** ist viel älter als eine Milliarde Jahre. Mehrere Hundert Millionen Jahre sind wir als Vierbeiner über die Erde gelaufen. Vor etwa zwei Millionen Jahren hat sich der Mensch „aufgerichtet". Unser Gebiss war nicht das eines Raubtiers. Wir waren schwach und sicherlich öfter Beute als Jäger. Wir mussten uns schützen und entwickelten unser Gehirn.

Und auch auf zwei Beinen hat sich der Ur-Mensch wie die Affen quasi nur von Obst ernährt. Und wer sich einen Gorilla anschaut und seine Kraft misst, der wird blass vor Neid. Er isst aber kein Schnitzel. Vergessen Sie den Gedanken, tierisches Eiweiß würde Ihnen Kraft geben. Das ist einfach falsch. Viele Weltrekordler aller Sportdisziplinen sind absolute Vegetarier gewesen.

Das bedeutet, dass tierisches Eiweiß eine Seltenheit war und bei Naturvölkern heute noch ist. Konservierungsmöglichkeiten gab es so gut wie nicht. Der Kühlschrank ist nach dem zweiten Weltkrieg heimisch geworden, die Konservendose war davor auch nicht sehr bekannt. Salzkonserven waren nur möglich, wenn Salz da war. Vor 2000 Jahren war es aber so rar, dass sogar mit Salz bezahlt wurde. Salz war eine Währung wie Gold.

TEIL 3: Zusammenfassung

Also was blieb? Die Menschen konnten nur das essen, was die Natur tagtäglich bringt. Das erzähle ich meinen Patienten und lade sie ein, zwischen November und März einen Gang durch den Garten zu machen.... Große Aussicht auf üppige Mahlzeiten gibt es nicht.

Auch die Kartoffel ist noch nicht lange in Europa heimisch. Warum, meinen Sie, verehren die Franzosen Herrn Parmentier. Er hat die Kartoffel aus den afrikanischen Kolonien nach Frankreich gebracht und das Volk vor dem Hungertod bewahrt. Ausschließlich deswegen ist sein Name heute noch bekannt. Andere Botaniker, die tolle Pflanzen aus den Kolonien heimgebracht haben, sind völlig in Vergessenheit geraten.

> **Verstehen Sie: Die Geschichte der Menschheit ist eine Geschichte des Elends, der Entbehrungen und des Hungertodes.**

Ihre Zellen haben das nicht vergessen und werden versuchen, so gut es geht, die Bestandteile des Überflusses zu speichern. Und das einzige, was wert ist, gespeichert zu werden, sind tierisches Eiweiß und Glukose.

Sie erinnern sich, dass 70-80 % der Energie, die wir verbrauchen, von den Darmbakterien bereitgestellt wird.
In fast jeder Familie mit Kindern gibt es Haustiere, sei es ein Kaninchen, Goldfische, eine Katze, ein Hund, Mäuse oder ein Vögelchen. Diese Tiere brauchen Nahrung, und dafür hat sich ein wahnsinniger Markt entwickelt. Wenn ich mal in einen Supermarkt schaue, frage ich mich manchmal, ob es mehr Tierfutter oder mehr Menschennahrung gibt!

Bedenken Sie, dass Ihr ureigener Zoo, die Tierchen, die Ihnen 80 % ihrer Vitalität bescheren, auch gefüttert werden möchten, und zwar **artgerecht.** Sie werden niemals dem Kanarienvogel einen Knochen und dem Bernhardiner Sonnenblumenkerne geben! Das wäre lächerlich, genau so lächerlich wie Kühen Tiermehl als Futter zu geben. Nur ein krankes Gehirn kann sich so etwas ausdenken. Überlegen Sie, was Sie Ihren Lieblingstierchen antun!

Es geht um Ihren Darm

TEIL 3: Zusammenfassung

Für uns ist die südländische die beste Küche. Sehr abwechslungsreich, Gemüse gemischt mit Nudeln und Reis. Ich persönlich könnte von Spaghetti leben und niemals Langeweile haben. Dabei fehlt mir kein Fleisch.
Auch die indische Küche birgt Wunder für den Darm. Alle Curry-Gerichte sind einfach eine Wonne. Ein wichtiger Grund dafür sind die Gewürzmischungen, die in diesen Rezepten verwendet werden.

Gewürze, Aperitifs, Digestifs...

Während der Kolonialzeit haben die europäischen Länder allesamt ihr Unwesen in Drittweltländern getrieben. Sie haben unterdrückt, gemordet, vergewaltigt, was das Zeug hielt. Wofür denn? Sicherlich war Macht ein wichtiger Faktor. Den kleinen Negern unsere „Religion" aufzuzwingen war ein schönes Spiel. Der tiefere Grund war aber die Ausbeutung und die Aneignung der natürlichen Schätze. Dazu zählen die Gewürze.

Holländer, Franzosen, Engländer schreckten vor keiner Schandtat zurück, um Gewürze nach Hause zu bringen. Was ist dabei so wichtig, dass Menschenleben keine Rolle spielten?

Gewürze verbessern die Verdauung. Damit können die Herrschaften der reichen Länder besser und länger leben. Das ist Grund genug.

Als ich zum ersten Mal ein indisches Curry vorbereitet habe, hatte ich Schwierigkeiten, die Mischung an Gewürzen zu glauben. Fünf rote Chilis bringen normalerweise so viel Feuer in einen Topf für vier Personen, dass das Zeug einfach ungenießbar ist! Wenn Sie dazu allerdings eine Menge Ingwer und sechs Knoblauchzehen dazutun, lässt sich das sehr gut essen.

Was passiert? Gewürze regen die Verdauungssäfte an. Die Leber, die Galle, die Bauchspeicheldrüse, die Darmwand produzieren bei gewürzten Speisen unvergleichlich mehr Säfte, und das Ganze wird daher bekömmlicher.

Dazu haben Gewürze eine antiparasitäre Wirkung. Jeder, der einen Hund hat, weiß, dass er einmal pro Jahr eine Wurmkur machen muss. Aber wir? „Nee dat mach ich nicht. Ich bin doch nicht krank!"

In unseren europäischen Ländern haben wir eher die Raffinesse entwickelt, vor und nach dem Essen gewisse Pflanzenextrakte zu trinken, um den gleichen Effekt entstehen zu lassen.

Vor dem Essen trinkt man einen Aperitif. In allen südlichen Ländern werden gerne alkoholische Aperitifs auf der Basis von Anis, Lakritze, aber auch Wermut mit seiner guten anti-parasitären Wirkung getrunken.
Franzosen trinken Enzianliköre wie Suze, um ihre Leber zu unterstützen. Italiener machen es mit Artischockenlikör wie Cynar...
Nach dem Essen wird ein Likör wie Fernet-Branca, Underberg, Averna, Ramazzotti, um einige wenige zu nennen, getrunken...

Die Königin der Gewürzpflanzen nach Dr. Heinrich Kremer ist Kurkuma. Diese Pflanze bringt in unseren Körper Lichtfrequenzen, die von den Krebszellen gebraucht werden, um sich wieder in Normalzellen umwandeln zu können. Außerdem steigert sie nachweislich und signifikant das Immunsystem...

Benutzen Sie Gewürze ausgiebig. Es ist jedes Mal ein Geschenk der Natur und es verfeinert die Küche ungemein. Und wer mag denn keine Geschenke?

Was essen wir morgens?

Die Änderung der morgendlichen Gewohnheiten ist bekanntlich am schwierigsten. Wir sind noch nicht ganz wach und möchten gar keine Änderung unseres Trotts. Es ist aber hier leider notwendig. Ich empfehle Ihnen, den Tag mit einem großen Glas Wasser anzufangen, um die Gewebsflüssigkeit fließen zu lassen.

TEIL 3: Zusammenfassung

Auch ist es positiv, als allererstes eine Prise Salz zu sich zu nehmen. Sie können es mit etwas Wasser einnehmen. Alte Heilpraktiker haben es empfohlen. Mein Opa tat es auf Brot und aß gesalzene Butter aus der Normandie aus Tradition. Heute gibt es einen Wettlauf um das Himalaya-Salz. Es beinhaltet, weil nicht künstlich erzeugt und nicht raffiniert, noch alle Spurenelemente, die unser Körper braucht. Es ist daher sicherlich sehr gut, allerdings sicherlich auch kein Allheilmittel. Eine Prise Salz am Morgen stimmt den Magen „in die richtige Richtung" ein und hilft ihm bei der Herstellung der richtigen Menge an Basen und Säuren.

Pflanzensäfte
Das Allerbeste ist, auch morgens frisch gepresste Pflanzensäfte zu sich zu nehmen. Es ist ganz klar **nicht dasselbe,** ob Sie solche Säfte einkaufen oder ob Sie sie selbst anfertigen. **Nur und ausschließlich** die selbstgepressten Säfte haben die Kraft, eine schwere Entgleisung des Stoffwechsels zu heilen, wie Dr. Gerson und Herr Breuß es uns mannigfaltig bei Krebs bewiesen haben.

Wenn diese Säfte für Ihren noch nüchternen Gaumen zu stark sind, so machen Sie diese Prozedur im Laufe des Vormittags, in der Mittagspause oder wenn Sie von der Arbeit nach Hause kommen. Aber tun Sie Ihrem Körper den Gefallen und machen Sie dann und wann eine kleine Kur.

Hier ein Beispiel mit vielen Wildpflanzen. Wer erkennt sie alle?

Von links nach rechts: Möhren (Stoffwechsel), Kohlblätter (Immunabwehr), Rote Bete (Sauerstoff), Sonnenhutblätter (Immunabwehr), Goldrute (Niere), Lebensbaum (Immunabwehr), Löwenzahn (Leber und Niere), Brennnessel (Blutreinigung). Danach können Sie gemütlich frühstücken

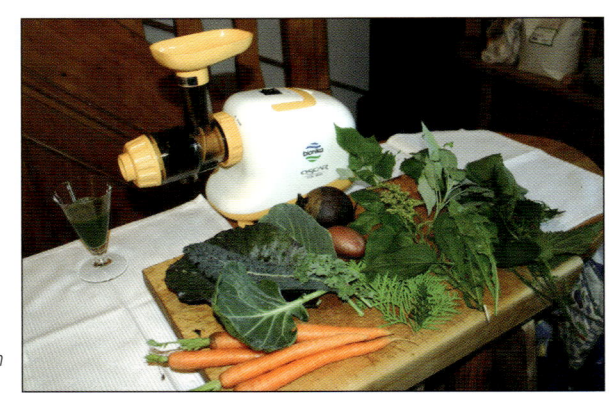

TEIL 3: Zusammenfassung

> **Verwenden Sie eine Saftpresse, die mit Hilfe einer Schnecke die Pflanzen behutsam auspresst, ohne die Zellen zu zerstören. Die Drehgeschwindigkeit ist auch wichtig. Hier dreht sich die Welle des OSCARs mit nur 75 U/Minute**

Persönlich habe ich im Laufe der Jahre meine morgendliche Mahlzeit mehrmals umgestellt. Ich musste meinen liebgewordenen Käse weglassen und habe damit angefangen, Brot und Marmelade zu essen. Es war keine Dauerlösung. Marmelade beinhaltet viel zu viel Zucker und ist nicht günstig.

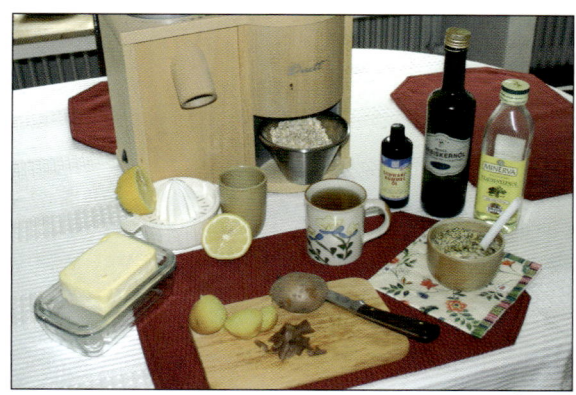

Mein Frühstück: Pellkartoffeln mit Butter, Haferbrei mit Ölen, Zitronensaft und Tee

Mein Frühstück besteht aus einer kleinen Schale frisch geflocktem Hafer, den ich beim Aufstehen mit Wasser übergieße. Nach dem Duschen ist das Wasser resorbiert und ich gebe einen guten Teelöffel Kürbiskernöl (besonders gut für die Prostata, aber auch für Frauen ist es empfehlenswert) und einen Spritzer Traubenkernöl und/oder Borretschöl dazu. Dann wird das Ganze mit vier bis fünf Tropfen Schwarzkümmelöl verrührt. Es schmeckt sehr nussig und ist sehr sättigend. Danach esse ich eine Bio-Pellkartoffel mit Butter. Damit bin ich satt und kann, wenn mittags in der Praxis keine Zeit ist, ganz locker bis abends ohne Hungergefühl durchhalten. Dazu trinke ich den Saft einer frisch gepressten Zitrone und eine Tasse Tee. Wenn die Zeit und der Wald es hergeben, so presse ich in meiner OSCAR-Saftpresse gerne zehn Stängel frisch gepflückte Brennnessel und eine Möhre. Das ergibt ein kleines Glas grünen Saft voller Chlorophyll, voller Energie und Blutreinigungskraft. Als Tee benutze ich entweder getrock-

TEIL 3: Zusammenfassung

nete Pflanzen vom letzten Jahr (Löwenzahnblüten, Holunderblüten, Pappelblätter), Eisenkraut, oder einen meiner Spezial-Tees:

Tee Nummer 1:
auf einen Liter Wasser
- vier Scheiben frische Ingwerwurzel
- sechs Scheiben frische Kurkumawurzel (Asiengeschäft)
kurz aufkochen und zehn Minuten ziehen lassen.
Dieser Tee ist durch Ingwer und Kurkuma einer der besten Antikrebs-Tees.

Tee Nummer 2:
- Kümmelkerne
- Süßholz
- Kardamom
kurz aufkochen und zehn Minuten ziehen lassen.

Sie dürfen gerne Brot essen. Suchen Sie sich ein schönes Brot aus, das Ihnen schmeckt. Naturbrot sollte es sein, versteht sich. Es gibt mittlerweile viele gute Bäckereien, die ihr Brot ohne chemische Mittel herstellen. Roggenbrot, Dinkelbrot, Kartoffelbrot, aber auch Weizenbrot, wenn es mit gutem Vollkornmehl gebacken ist, warum nicht?

Auf das Brot streichen Sie ein wenig Butter. Ich benutze keine Margarine. Es würde jetzt den Rahmen sprengen, dies zu erklären, aber es sei ganz kurz vermerkt: In der Margarine befinden sich leider meistens viele chemische Produkte. Um die Fette aus den Pflanzen zu extrahieren, ist die Verwendung von Chemikalien quasi unvermeidlich. Pflanzenfette sind meist flüssig, also enthält fast jegliche Margarine viele andere unschöne Sachen, um sie fest und streichfähig zu machen.

Das erste Brot kann mit feinen Tomaten- oder Radieschenscheiben belegt werden. Es gibt auch Aufstriche für das Brot. Fragen Sie beim Italiener nach Olivenpaste. Davon gibt es mehrere Sorten. Achten Sie darauf, dass kein Käse daruntergemischt ist. Es schmeckt hervorragend. Die Mutigen unter Ihnen können eine Schnitte mit klein geschnittenen Zwiebeln oder Schalotten essen. Sie können dann richtig merken, wie der Darm sich reinigt und sich freut. Auch im Naturkostladen oder im Reformhaus gibt es vegetarische Brotaufstriche. Probieren Sie sie mal aus bzw. lassen Sie sich dort beraten. Im Rezeptteil dieses Buches finden Sie einige Rezepte für frische Brotaufstriche. Sie wissen es jetzt: Die Frische macht es!

Diejenigen, die unbedingt Marmelade essen wollen, dürfen es auch tun. Bedenken Sie aber, dass der direkte Zucker uns einige Probleme beschert.

Es gibt Leute, die auch morgens gerne eine leckere Gemüsesuppe essen. Zu denen zähle ich auch. Das bedarf sicherlich einiger Gewöhnung. Wenn Sie aber damit angefangen haben, können Sie womöglich gar nicht mehr aufhören. Auch hierfür finden Sie Rezepte weiter hinten im Text.

Trinken können Sie alles: Tee, Kaffee... Es kann sein, dass der Kaffee Ihnen nicht mehr so gut schmeckt. Nützen Sie es aus, um die Kaffeemenge zu reduzieren. Kaffee vermindert die Sauerstoffaufnahme der Zelle. Wenn Sie Kaffee trinken, dann entscheiden Sie sich für einen richtigen Kaffee (nicht entkoffeiniert!) und trinken Sie ihn nur dann, wenn der Magen voll ist, also **nach** dem Essen.
In Europa haben die Italiener auch beim Kaffee die Nase vorn. Mittlerweile bekommt man kleine Espressomaschinen für den Privatgebrauch. Wenn Sie es probiert haben, so lassen Sie die anderen, säurehaltigen Kaffeezubereitungen dafür stehen. Der Kaffee erscheint zwar stärker, ist allerdings viel bekömmlicher.
Das birgt wiederum eine Gefahr: Bei uns am Buchweizenberg haben wir mittlerweile drei solcher Kaffeemaschinen, und der Kaffeekonsum ist leider erheblich gestiegen.

Nehmen Sie sich dabei Zeit. Die aufgezwungenen Zeitabläufe des modernen Lebens sind gefährlich. Laut einer Statistik vom 6. Juli 2005 verlassen 56 Prozent der jungen Männer zwischen 16 und 24 Jahren und sogar 69 Prozent der jungen Frauen dieser Altersklasse morgens das Haus ohne Frühstück! Auch hier müssen wir uns überlegen, was wichtiger ist, wie bereits bei „Priorität der Zeit" dargestellt.

TEIL 3: Zusammenfassung

Was essen wir mittags?

Wenn Sie zu Hause essen können, haben Sie die Qual der Wahl, wenn Sie im Restaurant essen müssen, wird es schwieriger, aber da sind unsere Ausländer hilfreich: Beim Italiener gibt es sicherlich Nudelgerichte ohne Fleisch, Fisch und Käse. Spaghetti al Olio con Broccoli zum Beispiel. Alle Salate sind mit Öl, Essig und Zwiebeln angemacht. Am Büffet eines Restaurants kann man immer auch gedünstetes Gemüse finden. Sonst isst man halt nur die Beilagen. Dabei ein Tipp: Sie werden sich immer dumme Sprüche anhören müssen. Lassen Sie es zu. Nicken Sie freundlich und schauen Sie auf die Bäuche der Nörgler. Lassen Sie sich auf keine Diskussion ein. Es ist sinnlos. Sie überzeugen am besten mit Ergebnissen, nicht mit Worten.

Auch Bratkartoffeln sind erlaubt, wenn sie in Pflanzenöl gebraten wurden. Dasselbe gilt für Pommes frites, falls sie aus frischen Kartoffeln gemacht wurden und nicht vorgefertigt aus den Industriepackungen in die Fritteuse fallen. Und wenn das Öl nicht zu heiß ist, dann entstehen auch keine krebserregenden Substanzen wie Acrylamid. Griechische Restaurants können das in Deutschland. Warum haben es die anderen verlernt? Man geht immer mehr den Weg des geringsten Widerstands. Von der Lebensmittelindustrie werden immer mehr Produkte vorgefertigt angeboten, von Saucen bis hin zu kompletten Gerichten. Hinzu kommt, dass es Köche gibt, die die Ethik und die Verantwortung ihres Berufs vergessen haben und solche Produkte verwenden!

Alle Reisgerichte der Chinesen sind erlaubt, natürlich ohne Fleisch und möglichst ohne Glutamat oder andere Geschmacksverstärker; auch der beliebte Dönerkebab der Türken schmeckt ohne Fleisch und Quark trotzdem hervorragend.

Essen Sie bei jeder Mahlzeit Obst, bitte! Ihr Körper freut sich, merken Sie es?

Meine Mutter zwang mich dazu. Ich durfte erst dann vom Tisch aufstehen, wenn ich ein Stück Obst gegessen hatte. Damals war ich darüber verärgert, heute bin ich ihr dankbar.

Was essen wir abends?

Abends gilt grundsätzlich dasselbe wie mittags. Ich persönlich schaffe es nicht, früh zu essen. Die Einteilung meines Tagesablaufs gibt mir die Ruhe dazu meist erst nach 22 Uhr. Viele Heilkundler schlagen jetzt sicherlich die Hände über dem Kopf zusammen. Nach 18 Uhr sollte man nichts Festes mehr zu sich nehmen, heißt es. Diese Leute haben noch nie Urlaub in Griechenland gemacht. Versuchen Sie, da um 18.00 ins Restaurant zu gehen. Sie werden freundlich darauf hingewiesen „später" zu kommen. Ab 21 Uhr fängt es an, um 23 Uhr sind die Buden voll und Sie können bis 2 Uhr morgens noch etwas zu essen bekommen. Sind diese Menschen krank? (Allerdings gibt es dort auch anderes Klima, anderen Rhythmus, andere Prioritäten...)
Von wegen. WIR sind in Deutschland wegen unserer Sturheit krank. Auch Tiere essen spät abends. Der Fuchs holt die Hühner um vier Uhr morgens. Leben Sie nach Herzenslust. Lassen Sie sich nicht vorschreiben, wann Sie was tun.

Sie werden merken, dass Sie mit dieser Diät mengenmäßig mehr essen können, ohne die gewohnte Fülle zu spüren. Sie bekommen in der ersten Woche noch zwischendurch Hunger, aber das legt sich. Essen Sie ruhig nach Ihrem Hungergefühl, versuchen Sie aber, auf die Dreiteilung – morgens, mittags und abends – hinzulenken.

Theoretisch ist auch gegen eine einzige Mahlzeit am Tag nichts einzuwenden. Es ist in der Natur so, dass gegessen wird, wenn Nahrung da ist. Dann wird allerdings bis zur Sättigung gefuttert. Essen Sie nie über ihre Sättigungsgrenze. Leider haben viele „homines sapientes" das Gefühl für ihre natürliche Grenze völlig verloren.

Sie werden nach drei bis vier Tagen merken, dass Ihre Verdauung ganz anders wird. Ihr Stuhl ist dann nicht mehr so schwer, Ihr Darm funktioniert wieder und meldet sich. Unterdrücken Sie nichts. Gehen Sie zur Toilette, wenn Ihr Darm es möchte. Das Computerprogramm und das blöde Fernsehen können warten (Wir haben in unserem Haus den Fernseher 1999 bewusst abgeschafft).

TEIL 3: Zusammenfassung

Eiweiß-Ersatz/Zucker-Ersatz

Eiweiß-Ersatz:
Ich habe einige Patienten erlebt, denen das Entsetzen in den Augen stand, als sie hörten, sie sollten auf tierische Eiweiße verzichten.
Wie der in einen Wasserstrudel Geratene sich an einem Strohhalm festhalten möchte, ging sofort die Suche nach Ersatzstoffen los.
„Darf ich **Tofu** essen?", war die Standardfrage.
Es ist sicherlich eine tolle Sache mit dem Tofu, allerdings ist die Nachfrage nach Tofu so stark, dass sich auch hier die Industrie einiges hat einfallen lassen. Die Frage ist für mich: Brauchen wir das? Und meine Antwort ist ganz klar: **nein.** Mit Blattgemüse und – wenn Sie Angst haben, innerhalb der nächsten 60 Sekunden (?) an Mangelerscheinungen zu sterben – mit Hülsenfrüchten bekommen Sie so viel Eiweiß, dass Ihr Körper fast im Überfluss schwelgen könnte.

Hülsenfrüchte wie **Linsen, Bohnen** aller Art, **Erbsen**... enthalten alles, was Sie brauchen und eine ganze Menge an pflanzlichem Eiweiß.

Eine hervorragende Alternative zur Eiweißversorgung bieten allerdings **Pilzgerichte.** In Deutschland wird langsam erkannt, wie wertvoll der Verzehr von Pilzen ist. Sie sind einfach „Alleskönner". Sie beinhalten Vitamine, Elektrolyte und Eiweiß (pflanzlich!), alles natürlich und in rauen Mengen. Sie verbessern den Stoffwechsel und befreien sogar von Toxinen und Schwermetallen. Die Asiaten wissen das seit Tausenden von Jahren. Na ja, wir sind ein bisschen langsam, dafür aber unserer Meinung nach sehr treu.

Zucker-Ersatz:
Viele haben gehört, dass direkter Zucker schädlich ist. Auch die Geschäftsleute der Nahrungsindustrie wissen das und bieten den süchtigen Patienten Ersatz. Allerdings sind diese Ersatzstoffe nicht so harmlos, wie sie immer dargestellt werden.

Zuerst haben Sie sicherlich gemerkt, dass viele Konsumenten von Zuckerersatz gar nicht dünner werden, sondern weiter zunehmen. Die Erklärung ist einfach. Unser Körper ist ein fein abgestimmtes Regelwerk der Biochemie. Wenn Sie etwas Süßes einnehmen, so spüren Sie diesen Geschmack auf der Zunge. Unsere Zunge und deren Geschmacksknospen sind das beste Analysegerät der Welt. In einem Bruchteil von Sekunden weiß der ganze Körper, was er gleich bekommt und kann sich darauf einstellen. Hier werden die Leberzellen informiert: Es kommt gleich Zucker über die Speiseröhre. Die Leber kann dann ganz in Ruhe den Zuckerbestand, den sie als Sofortmenge immer zur Verfügung bereitstellt, um Unterzuckerungs-Situationen zu neutralisieren, abspeichern. Und wissen Sie, in welcher Form abgespeichert wird? Als Fett.

Alles wäre wunderbar, wenn jetzt tatsächlich Zucker ankommen würde, aber die Natur hat die arglistige Täuschung mit Saccharin, Aspartam und Cyclamat nicht vorgesehen. Die Leber hat ihren Zucker in den Speicher befördert, es kommt aber kein Nachschub. Was passiert? Sie schickt dem Bewusstsein ein Signal zum bewussten Zuckerkonsum ...und so geht der Mensch zum Kühlschrank und holt sich ein Eis oder Schokolade oder oder...

Die drei nachfolgend aufgeführten Zuckerersatzstoffe werden in den USA gentechnisch hergestellt und auch bedenkenlos in Fertignahrung für Säuglinge gemischt. Das ist glücklicherweise in der EU (noch) verboten.

Dr. Georgios Pandalis erklärt in seinen informativen „Urheimischen Notizen" (ISSN 1612-0728) die Herkunft dieser Stoffe. Sie sind allesamt toxisch.

- **Saccharin** wird aus Toluol hergestellt, einem Lösungsmittel für Kleber und Lacke.
- **Cyclamat** wird aus Cyclohexylamin hergestellt, einer Chemikalie zur Produktion von Schädlingsbekämpfungsmitteln und Korrosionsschutzmitteln.
- **Aspartam** ist sehr stark umstritten. Es ist schwierig zu sagen, ob die Beschuldigungen berechtigt sind, aber wenn Erkrankungen wie Fibromyalgie, Multiple Sklerose, Makula-Degeneration, Depressionen und andere schwere Nerven-Problematiken bei diesem Stoff auch nur in Verdacht sind, so kann ich nur empfehlen, einen großen Bogen um diese unnatürlichen Produkte zu machen.

TEIL 3: Zusammenfassung

> **„Light"-Produkte werden meistens mit Zucker-Ersatzstoffen gesüßt und sind daher gesundheitlich sehr bedenklich.**

Das Allerschlimmste ist, dass diese Erzeugnisse als Süßstoff für die sogenannten „Light"-Produkte verwendet werden. Wer das versteht, wird sich nie mehr ein „Light-Produkt" einverleiben.

Der einzige Stoff, den man wahrscheinlich völlig unbedenklich als Zucker-Ersatz verwenden könnte, sind pulverisierte Stevia-Blätter. Die Stevia-Pflanze ist extrem süß und natürlich als Zuckerersatz behördlich streng verboten. Ich hoffe, ich brauche nicht zu erklären, warum. Stevia wird in Deutschland zum Beispiel „getarnt" als Tier-Zahnpflegemittel verkauft und ist so bei vielen Anbietern zu beziehen, die Sie im Internet finden.

Sonst bleibt Ihnen in **wirklich kleinen Mengen** Honig, Rübenkraut, Ahornsirup und Zuckerrohr-Presssaft... Soweit diese Produkte naturrein sind.

Rezeptsammlung

In diesem Teil habe ich für Sie ein paar Rezepte zusammengestellt, die „supergut" schmecken und so einfach vorzubereiten sind, dass Sie staunen werden.

Die Auswahlkriterien für diese Sammlung waren **„gut, schnell und schmackhaft".**

Ich bin darüber entsetzt, dass einige Menschen gar nichts mehr selbst in der Küche vorbereiten. Es ist zum Weinen. Diese Leute berauben sich einer großen Freude. Viele kennen nicht einmal mehr den Geschmack von echtem Gemüse.

Essen Sie bitte **keine vorgefertigte Nahrung! Alle diese Erzeugnisse beinhalten Chemie!** Fragen Sie sich mal, warum es heute so viele Allergien gibt.

Es ist eine Ironie des Schicksals, dass in Deutschland der Protest nicht „von der Straße" kommt, sondern von höchster Stelle. Frau Künast, Ministerin für Verbraucherschutz, wird am 15. November 2002 von der Rheinischen Post so zitiert: „Künast warnt vor Krebs durch Chips und Fritten". Und das auf Seite eins!
„Viele Achtjährige sind zu dick", titelt die Rheinische Post am 18. November 2002. Es sind bereits 12 % übergewichtig!
„Chemie-Alarm auf dem Kinderteller", „von Gummibärchen bis zur Milchschnitte – und die Folgen sind dramatisch", titelt der „Stern", Ausgabe 46/2002. „Zunehmend leiden schon Kinder an Altersdiabetes", eine Entwicklung, die wir aus unserem „Vorbild" USA so gut kennen.

Die erste Sammelklage gegen McDonald´s, Burger King, Kentucky Fried Chicken, etc., ist durch einen 56-jährigen Techniker Ende Juli 2002 erfolgt.

Es geht um Ihren Darm

Weitere werden folgen. Er hatte durch ausgiebigen Genuss dieser „Köstlichkeiten" zwei Herzinfarkte und Diabetes bekommen.

Zigarettenpackungen müssen bereits die Aufschrift tragen: „Rauchen erzeugt Krebs und ist tödlich". Eines Tages werden die Nahrungsmittelhersteller genauso auf der Anklagebank sitzen, wie heute die Zigarettenhersteller. Es geht hier um Stoffwechselerkrankungen wie Fettleibigkeit, Zuckerkrankheit, Schlaganfälle, Herzinfarkt, etc.
Ich habe bereits vor Jahren davor gewarnt. Lassen Sie es nicht zu, dass Ihre Gesundheit für den Gewinn großer Konzerne aufs Spiel gesetzt wird.

Essen soll Spaß machen. Leben wie Gott in Deutschland (oder habe ich mich da im Land geirrt?). Schmücken Sie Ihren Esstisch. Eine schöne Tischdecke, eine Kerze, vielleicht eine Blume und abends ein schönes Bier oder ein Fläschchen Wein – nichts davon ist verboten, und es hebt die Stimmung. Wofür leben wir denn?

Zum Thema Alkohol möchte ich doch noch ein paar Worte sagen. Nur bornierte Fanatiker verteufeln den Alkohol.
Das Vorbild für Behandelnde ist Paracelsus. Er hat sinngemäß gesagt: „Nichts ist Gift, nichts ist Medikament, die Dosis macht den Unterschied." Dieser weise Satz kommt auch hier voll zum Tragen.
Um es drastisch zu schildern: Der Trunkenbold ruiniert seine Gesundheit, der Alkohol-Abstinenzler tut sich aber auch nichts Gutes. Alkohol löst Fette auf und sorgt dafür, dass bestimmte Stoffe einfacher von den Zellen aufgenommen werden. Der „gesunde Mensch" kann ohne weiteres eine Flasche Bier oder ein „Viertele Wein" am Tag trinken. Es gibt hierzu nur Positives zu berichten. Dazu existieren sogar klinische Studien. Trinken Sie gute, ausgegorene Weine, möglichst ohne Zusätze. Trinken Sie Weine aus den Ländern, die wirklich von der Sonne verwöhnt werden. Die Winzer brauchen dort nicht so viel „nachzuhelfen". Rotwein beinhaltet u.a. Tannine, die als Anti-Oxydantien gute Wirkung zeigen. Findige Geschäftemacher bieten Wein- und Rebenextrakte als Pillen an – und es gibt Leute, die keinen Wein trinken und für dieselbe Wirkung lieber solche Pillen einnehmen. Ich werde die Menschheit niemals verstehen!

Grundsätzlich können alkoholische Getränke mit mehr als 15 % Alkohol gesundheitlich nicht empfohlen werden. Aber ab und zu muss man feiern, sonst wäre das Leben trist und eintönig. Wenn Sie es tun, dann genießen Sie es.

Ein Essen sollte mindestens aus drei Gängen bestehen. Nehmen Sie sich Zeit zum Essen, es ist eine Freude.

Brotaufstriche

Kichererbsenpüree
Ich mache das auf die schnelle Art, obwohl mir der nächste Satz nicht behagt: Kaufen Sie sich also eine Dose Kichererbsen (wenn Sie für das Einweichen keine Zeit haben)! Pürieren Sie den Inhalt und mischen Sie – wenn es geht – das fantastische geräucherte Sesamöl (vielleicht mit Ihrer OSCAR-Presse selbst gefertigt!) darunter, plus Olivenöl, Knoblauch, Salz und Pfeffer, bis das Ganze eine geschmeidige Masse ergibt.

Das Zeug ist so lecker, dass es glatt süchtig machen könnte. Vorsicht!

Avocadopaste
Die Avocado sollte schön reif sein. Ein wenig überreif schadet auch nicht. Sie soll sich beim Schneiden schön buttrig anfühlen. Sie wird entkernt, geschält und mit dem Stab püriert. Ein wenig gepresster Knoblauch + Salz + Olivenöl, und fertig. Sie schmeckt supertoll, hält sich allerdings nicht lange. Macht nichts, wir machen neue.

Auberginenpüree
Die Auberginen halbieren, mit Öl bepinseln und im Backofen mit der Fleischseite nach unten bei 170 Grad ca. 30 Minuten backen, bis sie knusprig aussehen. Das Fleisch der Pflanzen mit einem Löffel abkratzen, sodass die dünne Hülle weggeschmissen werden kann. Salz, Pfeffer, Knoblauch und Olivenöl dazu geben, pürieren und kalt werden lassen.

TEIL 3: Rezeptsammlung

Vorspeisen

Schauen Sie sich an, was unsere „Gastarbeiterköche" für tolle Sachen zaubern. Schauen Sie beim Italiener, beim Griechen, beim Inder, etc. rein, Sie werden viele Ideen zum Nachahmen bekommen. Als Vorspeise sind alle eingelegten Gemüsesorten gut: Von Artischockenherzchen (fördern den Gallenfluss) bis zu eingelegter Paprika. Was höre ich, zu schwierig?

Eingelegte Paprika
Die Vorbereitung von eingelegter Paprika nimmt mir nicht mal zehn Minuten meiner Zeit – und das Ergebnis ist eine echte Delikatesse! Die Paprika ganzlassen, waschen, im Backofen bei 200 Grad 30 Minuten garen. In der Zeit kann man sich z.B. duschen oder die Post lesen. Dann sind die Paprika weich. Die größte Arbeit besteht darin, sie jetzt zu schälen und zu schneiden. Wir brauchen hierfür wenige Minuten. Die Paprika-„Lappen" werden jetzt in eine Schale mit Olivenöl und Basilikumpaste plus Balsamicoessig (beim Italiener fragen) eingelegt. Fertig! Wir brauchen das Ganze nur ziehen zu lassen. Am nächsten Tag schmecken sie am besten, sie halten sich aber gut eine Woche im Kühlschrank.

Angebratener Chicoree
Chicoree einfach halbieren, den Strunk herausschneiden und „ohne alles" einfach so in einer Pfanne mit etwas Olivenöl zugedeckt anbraten. Fertig!

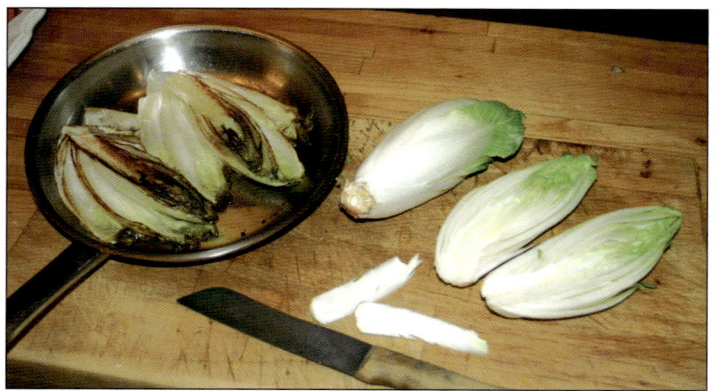

Angebratener Chicoree

Frittierte Auberginenscheiben (u.v.a.)

Die Auberginen sind ein fantastisches Gemüse. Allerdings saugen sie sich voll mit Öl, wenn man sie braten will. Der Trick dabei ist, sie vorher etwas zu salzen, dann „schwitzen" sie und saugen sich nicht so voll. Auch hier können Sie die italienische Sorte mit Hellflieder-Farbe benutzen. Sie sind schmackhafter und saugen nicht so viel Öl. Einfach in die heiße Ölpfanne legen, bis sie von beiden Seiten goldig geworden sind. Dann auf Küchenkrepp abtropfen lassen. Das Gleiche geht mit Zucchini, Chicoree, etc.

Suppen

In Frankreich gibt es abends fast immer eine Suppe als Vorspeise. Auch meine Mutter hat das so gehalten, jeden Tag, 365 Tage im Jahr und 366 mal in Schaltjahren. Eine große Leistung und eine gute Gewohnheit, die man übernehmen sollte. Ich danke ihr hierfür heute noch.

Gemüsesuppe

Wie macht man eine gute Gemüsesuppe? Dazu brauche ich etwa fünf Minuten, und ich garantiere, dass das Ergebnis mit der „Fünf-Minuten-Terrine" nichts gemeinsam hat!
Wasser **maximal** 1-2 cm hoch in einen Topf geben und erhitzen. In der Zeit vier bis fünf Kartoffeln schälen und stückeln. Bei mir heißt es dann „Kühlschrankroulette". Alles „Gemüsige", was sich nicht wehrt, Möhren, Sellerie, Porree, Reste vom Salat, etc., alles wird erbarmungslos kleingeschnitten und dazugegeben. Salzen, pfeffern, Deckel zu und 20 Minuten kochen lassen. In der Zeit könnte man an seinem Buch weiterlesen. Danach mit dem Mixer oder dem Pürierstab alles pürieren, dann gebe ich einen Schuss Sahne dazu. Wir können anstelle der Sahne auch ein bisschen Olivenöl nehmen. Das Ganze schmecken wir mit natürlichen Kräutern ab.
Solch eine Suppe hält im Kühlschrank meistens drei Tage, ohne schlecht zu werden. So alt wird sie aber bei mir nie. Für diejenigen, die es vertragen können, ist ein Teller Suppe auch ein hervorragendes Frühstück.

TEIL 3: Rezeptsammlung

Salate

Gestalten Sie Ihre Salate nicht so langweilig. Es gibt so viele schöne Sorten. Drei Sorten sollten Sie immer zu Hause haben. Da Sie jeden Tag (zweimal?) Salat essen, wird er nicht schlecht.

Mischen Sie einige Blätter der drei Sorten zusammen: Zum Beispiel Frisée, Eisberg und Eichblattsalat (sieht doch gut aus!), aber auch Endivien, Rucola, Lattuga etc. Schneiden Sie ein paar Tomaten hinein, ein paar Radieschen, Pinienkerne, Petersilie, Lauchzwiebel, etc.

Mischen Sie frische Kräuter wie Petersilie (enthält sehr viel natürliches Vitamin C), Schnittlauch, frische Basilikumblätter, Löwenzahn, Gänseblümchen, Sauerampfer, Spinatblätter, etc.

Und wie machen Sie die Salatsauce?
Zwiebeln klein schneiden, salzen und pfeffern. Darauf einen Schuss tollen Weinessig (oder anderen nach Wahl, Balsamico z.B., hmmmmm...). Zwei Minuten ziehen lassen und erst dann Öl dazugießen. Nach Geschmack kann man auch einen Teelöffel Senf beimischen. So einfach geht es. Sie können die Sauce auch in größerer Menge vorbereiten. Sie brauchen hierfür ebenfalls nur ein paar Minuten. Dann füllen Sie die Sauce in eine Flasche und lassen sie ziehen. So schmeckt sie noch besser und hält sich wochenlang. Dafür lassen Sie alle Fertigsaucen stehen. Sie nehmen auch keine Emulgatoren, keine Stabilisatoren und keine Konservierungsmittel zu sich. Wenn die Sauce zu stark ist, können Sie einen Schuss Sahne hineingeben.

Andere Salate gefällig?
Na klar, Sie haben nur die Grenzen Ihrer Vorstellungskraft. Sie können Salate auf der Basis von Reis oder von Nudeln, von Kartoffeln oder von Hülsenfrüchten herstellen. Das sättigt, schmeckt, ist schnell vorbereitet und hält sich tagelang im Kühlschrank. Seien Sie nur bei der Herstellung der Saucen vorsichtig: Keine Milch, keinen Joghurt und keinen Käse verwenden!
Im Herbst und im Winter schneiden, besser gesagt raspeln Sie Weißkohl. Eine Prise Salz dazu, zwei Stunden ziehen lassen und fertig ist der Salat.

Wenn es einen Rest gibt, kann man ihn in einem Topf mit etwas Olivenöl schmoren lassen und warm essen.

Reis-, Kartoffel- oder Nudelsalate kann man mit einer schönen Mayonnaise verfeinern. Ich habe mir sagen lassen, dass es noch ein paar Leute geben soll, die fertige „Majo" aus der Tube oder aus dem Glas verzehren. Na gut, die Hautärzte und die Allergologen brauchen „Patientengut", also nur zu! Diese Leute wissen nicht, dass eine Mayonnaise so einfach zu machen ist. Und wenn Sie einmal **meine** Mayo gegessen haben, dann vergessen Sie sofort alles, was in Gläsern und Tuben verkauft wird.

Mayonnaise
Man nimmt eine kleine Schüssel und stellt sie auf einen nassen Lappen (damit sie nicht wegrutscht). In die Schüssel gibt man zwei gute Teelöffel Löwensenf. Der Senf sollte nicht zu kalt (aus dem – Brrr... – Kühlschrank) sein, dann funktioniert es noch einfacher. Mit der linken Hand (immer schön locker bleiben...) gibt man langsam Öl auf den Senf und mit der rechten wird gerührt. Das macht man so lange weiter, bis man genug Mayo hat. Das Wichtige ist, dass man das Öl **wirklich langsam** (tropfenweise) und dosiert dazugeben muss, aber daran gewöhnt man sich sehr schnell. Am Ende gibt man ein bisschen Salz, ein bisschen Pfeffer, etwas Zitronensaft, eventuell einige klein gehackte Kapern, etc. hinzu.
Wenn die Diät beendet ist, können Sie zu dem Senf noch ein Eigelb geben, dadurch wird die Bindungskraft noch stärker.

Ketchup
Fertiges Ketchup kommt mir nicht ins Haus. Italiener machen ein Sugo und brauchen es auch nicht. Sie können allerdings Ihr eigenes Ketchup selbst vorbereiten. Es schmeckt lecker, macht während der Vorbereitung Spaß – und Sie wissen, was drin ist!
Zuerst das Gemüse waschen: Tomaten, Paprika, Peperoni, Zwiebeln, Auberginen und gerne Äpfel, dann im Oscar sanft pürieren, wobei wir sowohl den Saft als auch den „Trester" wieder verwenden.
Alles schön vermischen und mit Chili-Öl, Pfeffer, Salz, und nach Geschmack geraspeltem Ingwer, Oregano, Thymian, etc. abschmecken.

TEIL 3: Rezeptsammlung

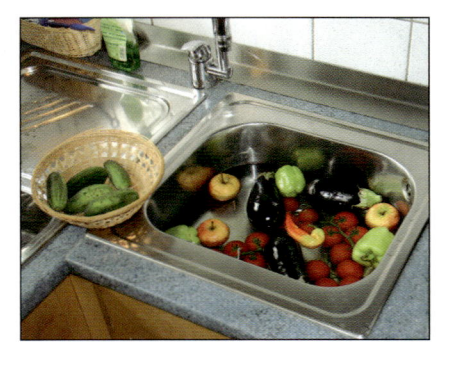

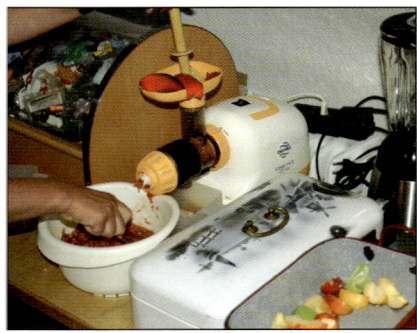

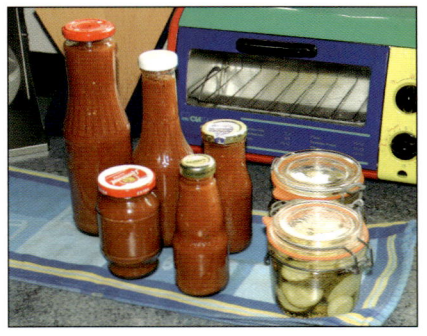

Kurz aufkochen und in Flaschen füllen. Fertig! Wenn Sie allerdings eine lange Aufbewahrungszeit wünschen, müssen Sie die offenen Flaschen eine Stunde im Wasserbad aufkochen.

Zutaten, Herstellung und Abfüllung von selbstgemachtem Ketchup

Hauptspeisen

Hier soll kein Rezeptbuch entstehen, dafür reicht meine Zeit nicht. Ich möchte nur einige Anregungen geben, damit Ihnen die Ideen nicht ausgehen!

Pilzgerichte

Ich kann die Bedeutung von Pilzen in der Nahrung nicht genug hervorheben.

Pilze beinhalten alles, was wir brauchen, und das in rauen Mengen. Ob pflanzliche Eiweiße, Vitamine, Elektrolyte... alles ist drin. Pilze haben noch dazu viele hervorragende Eigenschaften: Sie sind in der Lage, Toxine, Schwermetalle und viele andere Verunreinigungen zu binden und somit aus dem Körper zu bringen. Wir können uns erinnern, dass nach Tschernobyl vor Waldpilzen gewarnt wurde. Sie haben damals unsere Umwelt wieder zum größten Teil gesäubert. Es ist daher einsehbar, dass man nur „saubere" unbelastete Pilze essen sollten. Die Pilzzüchter Deutschlands bestrahlen ihre Ware nicht (Brüssel erlaubt es!) und benutzen unbelastete organische Nährböden, wovon ich mich bei der Firma Beckermann in Langenfeld (Rheinland) überzeugen konnte. Auch können Sie dort eine Pilzkultur als Pilz-Substrat-Paket kaufen. Sie werden ihre Kinder und Enkelkinder mit einem solchen Geschenk mehr faszinieren als mit dem neuesten Videospiel. Bis zu acht Kilogramm Pilze wachsen vor Ihren Augen aus der Kultur!

Bei Pilzen ist die Abgrenzung zwischen Lebensmittel und Heilmittel besonders schwer definierbar. Wir Naturtherapeuten wissen, dass eine gesunde Ernährung die beste Therapie ist.
Wenn Sie Tiere beobachten, so werden Sie sehen, dass deren Instinkt ihnen die richtige Pflanzennahrung diktiert. Choupette, der Pyrenäen-Hund meines Vaters, der sich auf unserem Feld an Feldmäusen überfressen hatte, als der Fluss einmal über die Ufer trat, pickte am nächsten Tag z.B. die Kamillenblüten aus dem Kamillenbusch und schluckte sie. Danach hieß er bei mir „Doktor Choupette".
Die Chinesen wissen seit Tausenden von Jahren um die Wirkung der Pilze. Reishi- und Shiitakepilz kennen mittlerweile viele.
Seit einiger Zeit werden auch Pilzpräparate als Nahrungsergänzung angeboten. Es wird belächelt, aber lassen Sie die Leute ruhig lächeln. Die Schulmedizin hat noch 1990 über die Mistel-Therapie gelacht, jetzt sieht es so aus, als hätte sie sie fast erfunden.
Bei Krebs zum Beispiel haben die Pilze Mai-Take, Hericium, Shiitake und u.a. Reishi eine gute Wirkung. Eine Liste der Pilzwirkungen bei anderen Erkrankungen können Sie von Firma Myko-Vital erhalten (siehe Anhang). Deren Motto ist: „Gesundheit aus der Natur". Da kann ich mich nur anschließen. Für Therapeuten sei hier erwähnt, dass die Firma Magister Doskar in Wien/Österreich quasi alle chinesischen Kräuter und Pilze mit EU-Genehmigung anbietet.

Nicht nur die exotischen Pilze haben diese guten Eigenschaften. Alle essbaren Pilze sind gesund.

Pilzpfannen
Alle frischen Pilzsorten können Sie dazu benutzen (Austernpilze, Pfifferlinge und auch unsere – am liebsten frischen braunen – Champignons etc.). Einfach stückeln, in die heiße Pfanne geben und mit Öl und etwas Salz, Pfeffer und Knofi bzw. Zwiebeln anmachen. Kurz vor dem Servieren klein gehackte Petersilie daruntermischen. Ich brate das Ganze die letzten fünf Minuten ohne Deckel, so dass die Pilze leicht braun werden, ohne ganz gar zu sein. Al dente, wie der Italiener sagt!

Auch rohe Pilze können Sie, kleingeschnitten, in einen Salat bzw. ein Nudel- oder Reisgericht mischen.

Nudelgerichte
Nehmen Sie Nudeln aus dem Nudelland Italien. Sie können hier unendlich variieren. Zuerst können Sie blanchiertes Gemüse daruntermischen. Für diejenigen, die nicht wissen, was blanchieren heißt: Dahinter versteckt sich nichts Schweres. Einen Topf ca. 1 cm hoch mit Wasser füllen, darauf das Gemüse, z.B. Spinat – oder Brennnessel! – (Sie merken den Unterschied wahrscheinlich nicht, sie säubert aber das Blut!), Mangold, Broccoli etc., fünf Minuten kochen lassen, abseihen, fertig.
Das wird unter die gerade fertigen Nudeln gemischt und mit Olivenöl und Kräutern abgeschmeckt.

Die Tomatensauce der Italiener heißt Sugo. Es ist eine Kunst, einen echten italienischen Sugo zuzubereiten, sie können aber einen guten Sugo sehr einfach herstellen: In einen Topf nur eine Tasse Wasser geben, ein Kilo Tomaten waschen, vierteln und dazugeben. Eine Stange Sellerie und eine Möhre verfeinern den Geschmack und ein bis zwei Kartoffeln (geviertelt) bringen die richtige Konsistenz. Es hat Sie bisher knapp fünf Minuten Zeit gekostet. Dazu kommt ein Schuss Olivenöl, Thymian, Knoblauch, etc., fertig! Der einzige Trick beim Sugo ist, dass er **lange lange köcheln** muss. Wenn er gar ist, können Sie mit dem Pürierstab alles breiig zerkleinern. Die italienischen Ma-

mas brauchen dies nicht. Sie lassen das Zeug wochenlang am Rande des Gussofens köcheln und bringen nur ab und zu neue Zutaten hinein, wenn die Menge abnimmt.

Reisgerichte
Es gibt immer noch Leute, die keinen Reis kochen können. Machen Sie sich nichts daraus, das gehört ab sofort der Vergangenheit an. Sie brauchen nicht den „Reis im Kochbeutel" zu kaufen, der garantiert nicht klebt. Erstens ist er teuer und zweitens ist er chemisch vorbereitet und das essen wir nicht.

Man nehme (das erinnert mich an eine Firma, von welcher ich keinerlei Produkte esse und essen werde!), also: Wir nehmen einen Topf und gießen zwei bis drei Esslöffel Olivenöl hinein. Warm werden lassen und den Reis (z.B. eine große Tasse voll) dazugeben. Wir rühren zwei bis drei Minuten, bis der Reis anfängt zu knistern. Aus derselben Tasse gießen wir dieselbe Menge an Weißwein hinzu, die wir an Reis hatten. Es gibt einen mächtigen Dampf! Alles klar, alles unter Kontrolle. Jetzt gießen wir fast dieselbe Menge an Wasser dazu, ein bisschen Salz, einmal umrühren, Deckel drauf und die Hitze reduzieren, so dass es gerade köchelt. Der Reis quillt und nimmt die gesamte Flüssigkeit auf. In der Zeit den Deckel nicht anheben. Nach 20 Minuten ist alles fertig. Die Reiskörner haben sich geordnet und lassen von sich aus kleine Kamine für den Dampf frei. Einmal umrühren, damit die untere Flüssigkeit verdampft, fertig. Nie mehr klebt der Reis. Er ist auch sozusagen „al dente". Was mischt man in eine Reispfanne?? Ich lasse Sie das selbst überlegen.

Kartoffelgerichte
Zuerst entdecken Sie wieder Pellkartoffeln mit Butter! Eine Köstlichkeit!

Bratkartoffeln mit Zwiebeln
Gute Bratkartoffeln werden aus rohen Kartoffeln hergestellt. In eine weite Eisenpfanne (ich benutze hierfür eine kleine Paellapfanne) gibt man etwas Olivenöl. Die Kartoffeln werden in Scheiben von etwa zwei Millimetern geschnitten. Mit der Börner-Reibe oder mit der legendären Mandoline (Fa. Manufaktum) ist die Menge für vier Personen in fünf Minuten erledigt. Sie haben vielleicht gemerkt, dass ich die Kartoffeln nicht geschält habe. Das ist

richtig. Sie werden nur gründlich gewaschen und wenn nötig gebürstet. Die Schale enthält nicht nur viele tolle Stoffe, sie schmeckt auch hervorragend! Dann geht es denkbar einfach: Kartoffelscheiben, Salz und Pfeffer in die Pfanne geben und einen Deckel darauf legen, der nicht ganz schließt. Ist er zu dicht, so haben Sie in fünf Minuten Matsche, ist er zu klein, so trocknen die Kartoffeln aus und brennen an. Auch das Feuer sollte nicht zu sparsam sein, damit sie knusprig werden. Bocuse, ein anerkannter Meisterkoch, sagte: „Das schwierigste Gericht ist ein Omelett." Man könnte das Gleiche auch über die Bratkartoffeln sagen, aber es lohnt sich, es auszuprobieren. Sie schaffen das schon.

Alle paar Minuten hebt man mit einem Spatel die untere leckere goldene Schicht an und dreht sie um. Am Ende wird drei Minuten ohne Deckel gebraten. Wer es mag, darf für die letzten fünf Minuten eine klein geschnittene Zwiebel und Knofi dazutun.

Sofort essen, solange es richtig knusprig ist. „Guten Appetit"!

Kartoffelpüree
Tja, es fällt mir schon schwer, diese Zeilen zu schreiben, glauben Sie es mir. Aber es ist notwendig, glauben Sie es mir auch. Es gibt in der Tat immer mehr Leute, die nicht mal wissen, wie man einen „Kartoffelpü" vorbereitet. Unglaublich!
In einen Topf maximal 1 cm Wasser geben und etwas grobes Meersalz. Die geschälten Kartoffeln stückeln und dazugeben. Deckel zu und zum Kochen bringen. Nach etwa 20 Minuten sind die Kartoffeln gar (mit der Messerspitze prüfen). Dann mit dem Handstampfer zerdrücken und, da (irgendwie sollte jeder Tag ein Sonntag sein) heute Sonntag ist, geben Sie dazu etwas Sahne und einen Stich Butter. So ein Püree haben Sie noch nie gegessen, weder vom Geschmack noch vom gesunden Inhalt her.
Wichtig: Sie sollen die Kartoffeln nicht im Wasser „ertränken". Das wenige Kochwasser ist hier integriert worden, und somit sind alle Bestandteile noch im Gericht vorhanden.
Wenn Sie ein Meister des „Kartoffelpüs" sind und ohne Sahne und Butter arbeiten wollen, dann können Sie Olivenöl und „Grünzeug" dazu geben, wie klein geschnittene Petersilie, Salat oder Spinat.

Eine weitere Möglichkeit

Geben Sie Kartoffelpüree mit Petersilie, reichlich Olivenöl und etwas Knoblauch in eine flache, gebutterte Auflaufform bei 200 Grad in den Backofen, bis die Oberfläche braun ist... super. Und wenn die Diät vorbei ist, dann mischen Sie darunter fast in der gleichen Gewichtsmenge gekochten, handgestampften Stockfisch... das nennt man „Brandade". Sie werden sich freuen. Der Stockfisch leider nicht.

Wenn Sie Ihr Kartoffelpüree lauwarm mit klein geschnittenem Salat mischen, so haben Sie eine leckere Vorhauptspeise. Probieren Sie es aus!

So haben Sie keine von diesen auf lange Sicht krankmachenden Fertigpackungen gebraucht. Gratuliere!

Kartoffelpuffer („Rapée" sagen die Franzosen dazu)

Die einfachste und wahrscheinlich die beste Methode, Reibekuchen herzustellen, ist folgende: Festkochende Kartoffeln auf einer groben Reibe zerreiben. Salz und Pfeffer dazugeben. Drei bis vier Milliliter Olivenöl in einer breiten Pfanne sehr heiß werden lassen. Dann etwa esslöffelweise kleine Häufchen Kartoffelmasse hineingeben und mit einem flachen Spatel so flachdrücken, dass sie etwa sechs bis acht Millimeter dünn werden. Sie brauchen kein Ei und kein Bindemittel. Einmal wenden, wenn die untere Seite goldbraun ist. Die Kartoffelpuffer werden knusprig und lecker. Im Backofen bei ca. 100 Grad warm halten. Guten Appetit.

Dieses Rezept können Sie abwandeln, indem Sie einige zusätzliche Zutaten zufügen wie Zwiebeln, fein geschnittenen Spinat etc. Dabei ändert sich natürlich die Brateigenschaft, aber es macht Spaß zu experimentieren.

Kartoffelschiffchen im Backofen (besonders einfach!):

Kartoffeln schälen und längs in Streifen schneiden. Salzen, pfeffern, bestreuen z.B. mit frischem Rosmarin und Knoblauch und letztendlich mit Olivenöl beträufeln. Auf ein Blech legen und im Backofen mit Umluft bei 180 Grad braten lassen, bis sie goldgelb sind. Fertig! Da vergessen Sie den Weg zum Schnell-„Restaurant" (ich habe immer darüber gestaunt, dass

TEIL 3: Rezeptsammlung

diese Fast-Food-Ketten das Wort „Restaurant" überhaupt benutzen dürfen! Wissen die, was ein Restaurant ist?). Der sehr erfahrene Dr. med. Konrad Werthmann sagt: „Das moderne Essen überlastet das Bindegewebe und den Immunapparat und fördert die Chronizität von Erkrankungen." (Zeitschrift: Co-med, „Isopathie", Ausgabe 10 – 2002)

Essen aus dem Wok
Der Wok ist ein fantastisches Gerät, dessen Handhabung leicht zu erlernen ist. Im Wok kann man super anbraten und die Speisen garen durch den guten Deckel mit leichter „Schnellkochtopf-Wirkung" sehr schnell. Sie verlieren dabei nicht allzu viel Lebensbestandteile. Daher ist der Wok ideal. Ich bevorzuge den alten, ursprünglichen Wok aus emailliertem Blech. Die noblen Edelwoks aus Guss sind meiner Meinung nach in der Handhabung nicht so gut.
Sie können rohes Gemüse im Wok kurz anbraten, würzen und eine Handvoll Reis dazugeben. Durch den Gemüsesud wird der Reis schnell gar. Damit ist ein schönes Gericht in wenigen Minuten fertig.
Sie haben die Qual der Wahl bei den Zutaten. Natürlich können Sie asiatische Akzente mit Sojabohnen und Co. setzen, aber unsere Gemüse wie Porree, Mangold, Chicoree, Möhren etc. erfahren hier eine wahre Renaissance, wenn ich mich so ausdrücken darf.

Eintöpfe
In Deutschland will ich kein Eintopf-Rezept vorschlagen, es wäre Frevel. Fast jeder hier hat ein Eintopf-Trauma, meist mit der Erbsensuppe von Mutti aus seiner Kindheit. Aber – bitte – entdecken Sie die Welt der Eintöpfe wieder!

Eintöpfe sind supereinfach vorzubereiten, schmecken sehr gut und sind – für diejenigen, die Angst haben, diese sechs Wochen nicht lebend absolvieren zu können – enorm nahrhaft.

Wer an Eintopf denkt, denkt an Hülsenfrüchte. Hülsenfrüchte beinhalten sehr viele pflanzliche Eiweiße. Diese Eiweiße sind „fast" komplett und besitzen daher eine hohe Sättigungskraft. Damit geben wir unserer Leber die richtigen Bausteine, um das zu bauen, was wir brauchen.

Linsen, Bohnen und Erbsen sind typische Hülsenfrüchte. Die indische Küche hält mit ihrer unvergleichlichen Gewürzkunst wunderbare Rezepte mit Linsen und Bohnen parat. Lassen Sie sich verwöhnen.

Kastanien
Kastanien sind mein Lieblingsgericht. Einmal pro Jahr dürfen Kastanien den Sud einer im Ofen gebratenen Ente aufsaugen, und ich darf mich wiederum an ihr erfreuen. Während der Diät müssen Sie leider die Ente vergessen. Kastanien erfordern insofern viel Arbeit, als sie geschält werden müssen. Zuerst ritzen Sie die Kastanien auf beiden Seiten mit einem kurzen scharfen Messer ein. Dann müssen sie mindestens eine halbe Stunde kochen. Jetzt kommt das Aufwendigste: Sie müssen sie schälen. Das ist langwierig. Dazu ein Tipp: nehmen Sie aus dem jetzt lauwarm gewordenen Wasser nur vier bis fünf Kastanien heraus, die sie dann enthäuten. Wenn die Kastanien austrocknen, dann sind sie noch wesentlich schwerer von der Schale zu befreien. Ich entferne nur die äußere Schale. Dann brate ich sie kurz in der Pfanne mit Ölivenöl oder Butter. Ein wahrer Genuss!
Sie können auch ein Kastanienpüree herstellen. Dafür müssen Sie allerdings das zweite Häutchen entfernen. Sie können es süß zubereiten mit Wasser und Zuckerrohrsaft oder deftig mit Salz, Pfeffer und geklärter Butter, je nach Geschmack und Laune.

Ratatouille
Eine Gemüsespeise möchte ich hier anbringen, weil es eine meiner Lieblingsspeisen ist.
Man kauft zwei Auberginen, zwei Zucchini, ein bis zwei Kilo reife Tomaten (aus Italien, Frankreich oder Griechenland oder reife deutsche Tomaten, nichts aus belgischen oder niederländischen Treibhäusern!) und drei Paprikaschoten verschiedener Farben.
Alles im Waschbecken abwaschen. In einen großen Topf 0,25 Liter Olivenöl hineingeben und heiß werden lassen. Während dieser Zeit die Auberginen in dicke Scheiben schneiden und ins Öl geben (werfen könnte gefährlich werden). Ab und zu umrühren. Sie können leicht bräunlich werden. Während dieser Zeit schneiden Sie die Zucchini auch in Scheiben, die Paprikas in Streifen und vierteln die Tomaten. Sobald es geschnitten ist,

kommt alles mit ein bisschen Salz in den Topf. Einmal umrühren, fertig. Die ganze Prozedur hat maximal eine Viertelstunde gedauert. Sie können alles abschmecken und nach Belieben Pfeffer oder sogar Chili dazugeben.
Ab jetzt lassen Sie den Topfinhalt vor sich hin köcheln, möglichst stundenlang, je länger, desto besser. Am nächsten Tag können Sie es erneut kochen. Diese Speise hält sich sehr lange (im Kühlschrank bis zu einer Woche!). Und – es schmeckt hervorragend! Probieren Sie es doch!

Möhren und Kartoffeln durcheinander
Das ist ein Rezept meiner Mutter. Ich habe es erst schätzen gelernt, als ich in den ersten Semestern an der TH Karlsruhe studiert habe und in der Mensa ein paar Mal versucht habe, zu essen. Nach ein paar Wochen habe ich es ganz aufgegeben und dann im Studentenheim das einfache Kochen wieder erlernt.
Man nehme einen Topf, am besten emailliert. Man bedeckt den Boden mit 2-3 mm Olivenöl. Für zwei Personen nimmt man etwa acht Möhren mittlerer Größe. Sie werden gewaschen und in einem Tuch getrocknet. Je nach Größe werden die Möhren der Länge nach halbiert oder geviertelt. Dann schneidet man die Möhren über dem Topf in Stücke von etwa 1 cm Länge, Salz und reichlich Pfeffer hinzufügen. Den Topf auf Sparflamme (Gas) oder auf 3 (Elektroherd) setzen. Es muss bei geschlossenem Deckel leise brutzeln. Dann erst die Kartoffeln schälen, so dass etwa das gleiche Gewicht an Kartoffeln wie an Möhren da ist. Die Kartoffeln mit der gleichen Methode in Würfel von ca. 1 cm schneiden. Die Möhren sind inzwischen angegart, und so ist es richtig, denn sie brauchen länger. Kartoffeln dazugeben. Dann alle fünf Minuten einmal durchrühren. Dabei etwas Knoblauch und reichlich Thymian und Rosmarin zugeben. Es darf nicht anbrennen, aber gerne goldbraun werden. Die letzte Zeit wird ohne Deckel gearbeitet, damit das Ganze nicht zu matschig wird.
Danke Mutti!

Nachspeisen

Als Nachspeise der Wahl empfiehlt sich Obst. Nehmen Sie Obst aus unseren Landen. Wir brauchen keine Neuseeland-Kiwis, die 20 Flugstunden hinter sich haben und auch keine Supertrauben aus Kapstadt.
Äpfel, Kirschen, Erdbeeren, Birnen, Pflaumen... das sind unsere Obstsorten.

Ein einfaches Apfelrezept von meiner Oma zum Schluss
Die Äpfel entkernen. In das frei gewordene Loch einen Stift Butter hineindrücken. Jeden Apfel in eine kleine feuerfeste Schale legen. Wir geben auf jeden Apfel einen Teelöffel Honig. Das Ganze schieben wir in den 100 Grad warmen Backofen. Wir stellen die Temperatur auf 180 Grad. Nach 30 Minuten sind die Äpfel ganz weich geworden und goldbraun.

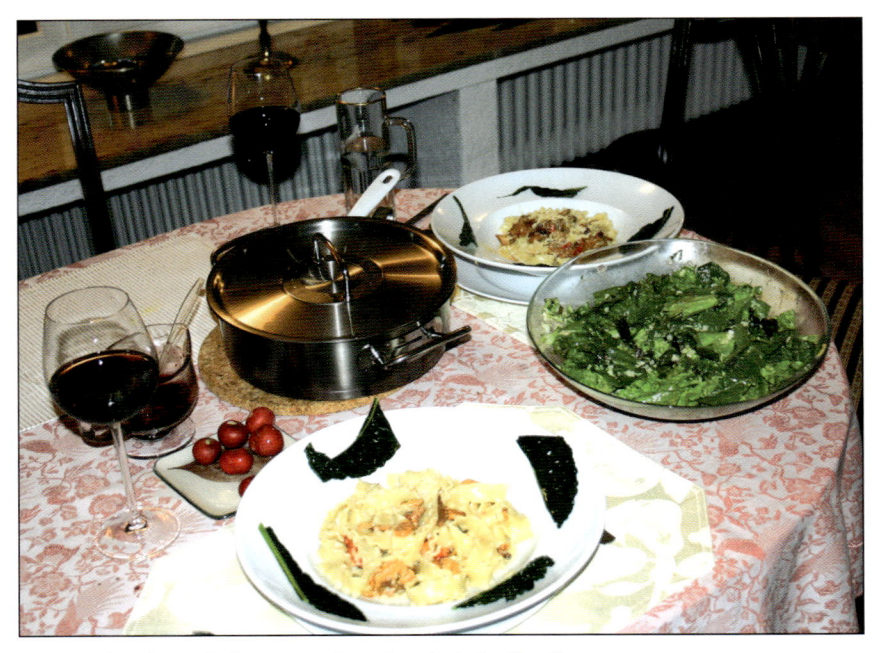

Und so schön kann ein Essen aussehen ohne tierische Eiweiße:
Beilage: Salat und Radieschen
Hauptgericht: Nudeln und pikante Sauce mit Tomaten, Pfifferlingen und Kohlblättern

TEIL 3: Rezeptsammlung

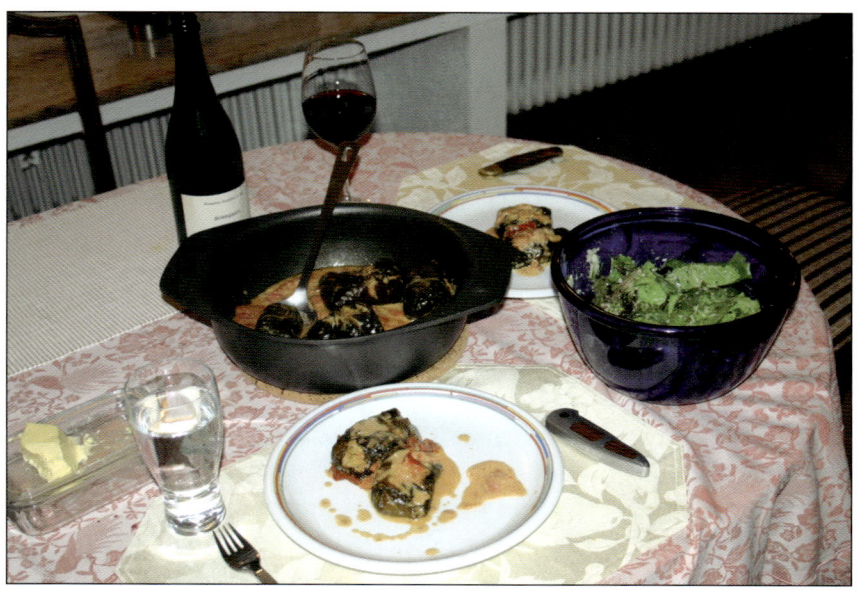

Und hier:
Hauptgericht: Kohlroulade mit pikanter Reisfüllung an Tomatensahnesauce. Dazu ein guter trockener Rotwein

Kommentierte Kasuistik

Bei dieser Diät, die in meiner Praxis bisher von einer dreistelligen Zahl an Personen durchgeführt wurde, habe ich ausschließlich schöne Rückmeldungen erhalten. Manche freuen sich über das verlorene Übergewicht, wobei mir das völlig egal ist. Sehr oft höre ich: „Ich werde nie mehr so essen wie früher." Und so ist es auch.

Nahrung verändert die Psyche. Gute Nahrung bringt Sie wieder ins Gleichgewicht. Sie sind nicht mehr so reizbar. Wie sollten Kinder nicht aggressiv sein, wenn deren Darmzellen sich ständig wehren müssen und rebellieren?

Diese Diät verbessert erheblich den Blutdurchfluss durch die Arterien und damit die Versorgung der Zellen mit Sauerstoff und allen guten Sachen, die sie brauchen. Und wenn Ihre Zellen glücklich sind, dann strahlen auch Sie. Es ist das unbeschreiblich gute Gefühl, dass alles in Ordnung ist. Die alten Griechen spürten es, als sie sagten: „Alles fließt!"

Und die gute Nachricht für alle diejenigen, die Angst davor haben: Sie brauchen nicht zu hungern. Sie können sich jeden Tag pappsatt essen. Es gibt auch entgegen einigen Äußerungen keinerlei Fehlversorgung. Ein Mangel an Eiweiß ist dabei völlig unmöglich.

Anfang 2002 kam ein junger Fußballer zu mir in die Praxis mit eigenartigen Schmerzen. „Wenn ich mit voller Kraft sprinte, dann bekomme ich nach 100 Metern einen unbeschreiblich starken Schmerz, diffus in beiden Beinen, es fühlt sich an wie ein schwerer Krampf. Wenn ich ein paar Minuten stehen bleibe, so geht es weg." So beschrieb er die Problematik. Er war bereits beim Arzt gewesen. Er hatte Magnesium bekommen, aber es half nichts. Ich fragte ihn, was er wohl essen würde. Seine Antwort war „ganz normal". Unter ganz normal verstand er täglich vier Eier, ein Steak, ein Pfund Quark und einige solche Kleinigkeiten. Ich erzählte ihm von der Entstehung der Arteriosklerose aus Eiweißüberschuss (Jean-Claude Alix – Naturheilkunde Report 4/2002 Seite 14ff.) und von der Schaufenster-Krankheit. Der Blutverbrauch seiner üppigen Beinmuskulatur ist beim Sprint erheblich höher als seine bereits verstopften Arterien nachliefern könnten. Dadurch entsteht eine akute Mangelversorgung und seine Zellen in den Beinmuskeln schreien vor Schmerz. Ich sah in seinen Augen, dass er mir nicht so ganz glaubte. Er wäre doch ein junger Mann von 32 Jahren und Sportler noch dazu! Die Erkrankung, die ich beschreiben würde, wäre allenfalls etwas für alte Männer. Er hatte aber keine Wahl und führte die Diät durch. Nach vier Wochen traf ich seine Frau und fragte, wie es ihm wohl gehen würde. „Er ist der schnellste auf dem Platz!" war die begeisterte Antwort. Es geht ihm gut. Ich habe ihn seitdem nicht wiedergesehen.

Können Sie sich vorstellen, wie schön es für mich als Therapeut ist, den Patienten Informationen zu geben, durch die sie so gesund werden, dass sie die Praxis außer für Vorsorgemaßnahmen nie mehr betreten? Praxis-Marketing ist es nicht, aber wofür haben wir diesen Beruf ergriffen? Manche haben sogar einen Eid abgelegt. Sie sollten sich ab und zu den Text davon vergegenwärtigen.

Da fällt mir noch dieser Hüne von Mann ein, mit seinen zwei Metern Größe und 137 Kilogramm Gewicht... Nach der Kur wog er nur noch 117 kg und seine chronischen Rückenschmerzen waren völlig weg. Er hüpfte regelrecht durch die Praxis mit strahlendem Gesicht, als er es erzählte. Er ist seit 1999 nie wiedergekommen!

> **Rückenschmerzen kommen nicht ausschließlich aus der Wirbelsäule. Als Ursachen sind auch Darm- und Leberbelastung zu suchen und zu kurieren.**

Das bedarf einer kleinen Erklärung. Rückenschmerzen sind oft die Summe mehrerer Ursachen. Sicherlich spielt die Fehlstellung des Beckens dabei meistens die größte Rolle, aber die Nerven des Lendenbereiches versorgen

die Organe des gesamten Beckens mit Informationen. Wenn der Darm nicht in Ordnung ist, auch wenn wir es nicht bewusst spüren, so sind diese Nerven gereizt. Wenn dazu eine kleine mechanische Fehlposition kommt, reicht das aus, um die Schwelle zum bewussten Schmerz zu überschreiten.
Dr. Feldmann praktizierte keine Chiropraktik, konnte allerdings viele Rückenpatienten mit einer mehrwöchigen Gemüsesaftkur von dem Leiden befreien. Durch diese Maßnahme war die latente Nervenentzündung aufgrund der Darm-Entgleisung verschwunden und dies reichte für eine gesamte Schmerzfreiheit aus.

Auch Patienten, die eine Leberbelastung aufweisen, empfinden oft starke Rückenschmerzen, obwohl kaum mechanische Fehlstellungen feststellbar sind. Das hat eine zusätzliche Bewandtnis. Die Leber speichert normalerweise B-Vitamine für die Nervenversorgung. Eine kranke Leber kann die Nerven nur unzureichend versorgen und der Patient ist empfindlich. Wir wissen sogar aus der homöopathischen Wissenschaft, dass der Leberpatient aufbrausend ist und fast ohne Grund explodieren kann. Bei ihm liegen buchstäblich die „Nerven blank".

Mein Aikido-Meister Wilfried bat mich um Rat, weil er seinen eigenen Meister vertreten und so seine gleichrangigen Kollegen unterrichten musste. Er machte diese Diät und berichtete: „Ich war noch nie so schnell auf dem Teppich! Ich habe denen echt eins vorgeturnt!" Seine Worte vermittelten „Freude pur". Er hatte auch gespürt, dass seine Gelenke wesentlich dehnbarer waren, ohne an Kraft zu verlieren. Im Gegenteil.

Und das ist ein Appell an alle Sportler!
Hören Sie bitte auf mit dem Eiweiß-Wahnsinn. Tierisches Eiweiß macht nicht stark, sondern schwach und steif! Schauen Sie sich an, wie viele gute Sportler an Herzinfarkt gestorben sind! Seien Sie kräftig und gelenkig wie ein Gorilla! Essen Sie Obst und Gemüse!

Es ist auch ein Appell an alle Menschen, die morgens nicht „aus dem Quark" kommen. Die Morgensteifigkeit, die geschwollenen steifen Finger, der steife Geist... kennen Sie das? Das alles sind Vergiftungserscheinungen vom tierischen Eiweiß! Wenn Sie es nicht glauben wollen, probieren Sie es doch. Es kostet Sie keinen Pfennig. Sie sparen sogar während der Zeit, weil Sie weniger Geld für Ihre Ernährung aufbringen müssen. Dann können Sie für Amnesty International, Greenpeace, Ärzte ohne Grenzen, Terre des hommes, Verbraucherinitiativen, Aegis-Deutschland oder wen auch immer eine kleine Spende machen. Diese Menschen kämpfen dafür, dass unsere Erde „menschlicher" (dieses Wort ist ein Widerspruch in sich!) wird. Sie verdienen Unterstützung.

Eine Patientin kam vor ein paar Wochen zu mir. Sie hatte diese Diät drei Monate lang durchgeführt. Ihr Mann hatte sich angeschlossen und sie wollte berichten, wie gut sie sich beide fühlen. Eine kleine Anekdote fügte sie noch hinzu. Eine Woche vorher war sie mit ihrem Mann auf der Kirmes in Haan, einer kleinen Stadt der Umgebung gewesen. Beide gingen durch den Rummel an einem Wurststand vorbei. Der fast vergessene Geruch und die Stimmung regten sie an und sie gaben sich gegenseitig ein gutes Gewissen unter dem Motto: „Wir haben drei Monate Diät gehalten, es ist jetzt Zeit, eine kleine Sünde zu begehen. Wir gönnen uns eine Currywurst." Das taten sie auch und sie aßen mit Appetit. Die Folge waren fast zwei Tage lang heftige Bauchschmerzen. „Ich war soooo krank!", sagte sie.

Es ist einfach zu erklären. Wissen Sie, wie die allererste Zigarette, die Sie im Leben geraucht haben, geschmeckt hat? Fürchterlich hat sie geschmeckt! Manche haben sich sogar übergeben müssen. Und dieser Vorgang funktioniert bei allen Vergiftungen. Es ist sehr wichtig, das zu verstehen. Dann wird die zweite Zigarette geraucht. Man will durchhalten und lässt sich nichts anmerken. Dann kommt die dritte, vierte und so weiter, dann wird es zum Genuss und bald zur Sucht. Ihr Körper hat sich zuerst mit dem Gift arrangiert und irgendwann braucht er das. Wenn Sie Ihren Körper reinigen und ihn dann wieder mit demselben Gift konfrontieren, zeigen Ihnen Ihre Zellen deutlich, dass sie nicht bereit sind, erneut für Ihren geistigen Unsinn büßen zu müssen. Der Magen-Darm-Trakt der Patientin hat deutlich gesagt: Wir wollen so etwas nicht mehr verdauen müssen. Fragen Sie sich, warum frühere Raucher die militantesten Nichtraucher sind!

Das heißt nicht, dass Ihr Darm nach der Diät kein Fleisch mehr akzeptieren wird. Er hat hier hauptsächlich gegen die Chemie der Currywurst rebelliert. Wäre es ein frisch gebratenes Ei oder ein kleines fast rohes Steak gewesen, hätte es wahrscheinlich weniger Probleme gegeben. Aber dennoch ist es und bleibt es besser ganz ohne.

Zum Schluss ein Sonderfall
Herr Rolf W. ließ sich in September 2001 gegen Grippe impfen. Er war davor völlig gesund. Innerhalb weniger Tage bekam er einen derartigen Rheuma-Schub, dass er notfallmäßig im Krankenhaus behandelt werden musste. Dennoch konnte nur der akute Schub kurzfristig angehalten werden. Seine Hände und Füße deformierten sich zusehends. Er war quasi „reif für den Rollstuhl". Er kann sich sehr genau erinnern, irgendwann das Buch von Herrn Konz „Ur-Medizin besiegt Krebs, Rheuma, Fettsucht... und hält für immer fit, schlank und gesund" bekommen zu haben. Am 17. April 2002 stellte er seine Ernährung radikal um. Er aß von da an nur noch rohe, frisch gepflückte Pflanzen, sonst nichts. Damit konnte er innerhalb weniger Wochen spüren, wie wieder Leben in seine fast toten Glieder kam. In September 2002 schaffte er es, den 25 Kilometer langen Rundgang um die Solinger Talsperre zu Fuß zurückzulegen!
Auch wenn dieser Fall ein besonderer ist und die Kur absolut spartanisch war, kann jeder daraus den Einfluss unserer Verdauung auf die Gesundheit ermessen und die Kraft, welche in unserer Natur steckt!

Ewig leben, eine Utopie?

Wenn ich Vorträge halte, stören sich viele Menschen an dem Wort „ewig". „Das ist doch unmöglich", wird gerufen. Und doch, es ist möglich! Sie wissen aus der Bibel von Methusalem, der 120 Jahre alt wurde, zwei andere Stellen zitieren eine Lebenslänge von über 900 Jahren... Die Hunzas im Himalaya werden alle über 100 Jahre alt, sterben, ohne krank gewesen zu sein und ohne einen Zahn verloren zu haben.

Die Aborigines Australiens leben etwa 130 Jahre... An dem Tag, an dem sie sterben möchten, ja Sie haben richtig gelesen, es steht „sterben möchten", laden sie ihre Freunde und Verwandten ein, feiern und am nächsten Tag setzen sie sich in den Sand, stellen die Körperfunktionen ein und sind innerhalb weniger Minuten tot, bzw. besser gesagt, verlassen innerhalb weniger Minuten ihren Körper.

Diese Technik, den Körper zu verlassen, war allen Ur-Völkern bekannt, wie zum Beispiel den Ägyptern und den Tibetern. Als Anfang der 50er Jahre die Chinesen Tibet überfielen, fanden die mordenden Soldaten in den Klöstern oft nur die „toten Körper" der Mönche vor. Sie hatten ihre Materie „verlassen". Tibeter nennen diese Technik Phowa, was so etwa heißt wie „der Abflug einer Taube aus einer Dachluke"...

> **Jetzt aber ganz wissenschaftlich:**
> 1912 erhielt Dr. A. Carrel den Nobelpreis für Medizin für seine Entdeckung, dass die Zelle unsterblich ist und allein die Flüssigkeit, in der die Zelle schwimmt, degenerativen Prozessen unterliegt. Je höher die Qualität des Wassers in unserem Körper, je größer also die geometrische Ordnung seiner Clustermoleküle, desto besser kann es Stoffwechselreste beseitigen.

Und das gilt nicht nur für die Menschen, sondern für die ganze Natur. Ich schrieb bereits im „Krebs-Buch": **„Wir sind nur andere Wachstumsformen aus dem selben Material."** Und wir wissen doch, dass es Bäume gibt, die mehrere tausend Jahre leben! Der bisher älteste Baum der Welt mit 4769 Jahren (Stand 2004) ist eine Grannenkiefer und steht in Amerika. Sie wird hoffentlich die Ära des Präsidenten Bush überleben.

Als ich Informatiker war, gab es eine Forschungsarbeit zur Entwicklung eines biologischen Transistors. Man wollte sich im Kriegsfall vor einem künstlichen gegnerischen Blitz schützen können, der mit einem Schlag die gesamte normale Elektronik außer Gefecht setzen würde. Für diese Entwicklung wurden Zellen zwischen zwei durchlässige Membranen in einen Fluss von Nährlösung gelegt. Die Details dieses Cytotensors erspare ich Ihnen. Interessant ist die Tatsache, dass die Zellen nicht nur optimal versorgt, sondern auch optimal entsorgt wurden... und diese Zellen starben überhaupt nicht! Ähnliche Versuche wurden mit Hühner-Embryo-Zellen gemacht. Nach 50 Jahren hat man das Experiment abgebrochen! Die Ursprungszellen lebten noch! Wenn Sie wissen, wie lange ein Huhn lebt, ist das wahrlich erstaunlich. Die Kernfrage ist jetzt: Warum altern und sterben Menschen überhaupt? Wo liegt das Problem?

Erklärung der Schulmedizin

Bei der Zellteilung (DNA-Replikation) verkürzen sich jedesmal die Chromosomenenden (Telomere). Deshalb ist die Teilungsfähigkeit von z.B. menschlichen Zellen begrenzt. Die Telomerlänge wird daher in einen direkten Zusammenhang mit dem Alterungsprozess von Zellen gebracht. Die Zellen teilen sich üblicherweise alle zwei Jahre. Die Telomerlänge beträgt etwa 60 Elemente, wobei bei jeder Teilung ein Element verloren geht. Daher wird von einigen „Wissenschaftlern" das Alter von 120 Jahren als absolute Höchstgrenze angesehen.

Mein Kommentar dazu

Mit Verlaub ist das alles absoluter unüberlegter wissenschaftlicher Quatsch. Die Belehrten (es gibt Gelehrte und Belehrte. Das ist ein feiner Unterschied!) können gerade 60 mal zwei rechnen, aber nicht über den Sinn des Ganzen nachdenken.

TEIL 3: Ewig leben, eine Utopie?

Zuerst wäre es höchst unwahrscheinlich, dass die Natur eine so wichtige Größe wie die Lebensdauer an eine so grobe Regelung bindet. Das erinnert an die Wertmarken für Nahrung während des Krieges. Wie, sie haben keine Wertmarken mehr? Dann müssen Sie eben sterben! Das ist genauso dumm, wie der Wissenschaftler, der in meinem Beisein bei einem Vortrag erklärt hatte, warum die Menschen nach 18.30 Uhr kein Obst und keine Rohkost mehr essen sollten. Die Enzyme würden seiner Meinung nach dann nicht mehr arbeiten. Ist echt kein Witz! Ja, es ist doch sonnenklar – 18.30 Uhr ist Ladenschluss! Da arbeiten deutsche Enzyme nicht mehr. Da kann ich mir nur noch die Rippen halten.

Zuerst **müssen** sich die Zellen **nicht** alle zwei Jahre teilen. Sie können und tun es, wenn sie eine nicht optimale Umgebung haben. Wie gesagt: Eine Zelle kann grundsätzlich ewig leben. Sie braucht ihre „Wertkarten", die Telomere nicht! Zweitens weiß man, dass bestimmte Zellen ein Enzym besitzen (Telomerase), das in der Lage ist, die Telomerkette wieder zu verlängern. Also übersetzt heißt das: „Hey, Kumpel ich habe nur noch 30 Wertmarken, ich kaufe mir 100 Stück." Das können alle Embryonalzellen, alle Stammzellen und auch und insbesondere die superschlauen Krebszellen. Alle anderen Zellen können das auch, sie zeigen es aber dem „Wissenschaftler" nicht.

Da wäre noch die Sache mit dem sogenannten programmierten Zelltod zu klären. Stirbt die Zelle in einer geordneten Weise, so spricht man von **Apoptose.** Zerplatzt die Zelle hingegen zum Beispiel durch Virenbefall, so spricht man von **Nekrose.** Wenn Sie es mit einem Zug vergleichen, so entspricht die Apoptose dem Ziehen der Notbremse. Alles kommt zum Stillstand, aber es kommt nicht zum Bruch. Alle Waggons können wieder benutzt werden. Die Nekrose bedeutete dagegen, dass der Zug entgleist und zerbirst.
Die gute Nachricht ist: **Niemand muss bei der Zelle die Notbremse ziehen.** Und der Zug der Zeit fährt ewig durch Tag und Nacht und alle Galaxien. Vergessen Sie die Telomere und die Apoptose. Das sind Gebilde, die noch nicht verstanden werden. Das Leben setzt sich doch bewusst keine Grenzen! Dann müsste man nur noch Telomere künstlich bauen, was sicherlich kein Problem ist, und wir würden trotz Fast-Food-Fresserei und egozentrischem Eigennutz ewig leben können! Das kann nicht sein! Es ist doch so lächerlich naiv!

TEIL 3: Ewig leben, eine Utopie?

Der Grund, weswegen wir „früh" sterben, hat zwei Ursachen:
Die erste ist rein biologisch. Es geht um den Grad der Verschlackung. Je mehr die Umgebung der Zelle mit Zell-Exkrementen belastet ist, desto schlechter kann sie arbeiten. Wer arbeitet denn gerne, in seinem Kot badend? Die Ursache für die Nichtentsorgung dieser Gifte liegt einzig und alleine im Rückstau-Problem der Entsorgungskanäle. Mehr als 80 % dieser Gifte sollten natürlicherweise über den Darm abgeführt werden. Jetzt wissen Sie, warum dieses Buch von **ewiger** Gesundheit spricht. Und jetzt sollten Sie eifrig die zwei Stellen am Anfang dieses Buches nachblättern, bei welchen die Erklärungen zur Gewebsverschlackung ausgeführt wurden. Da haben Sie den Schlüssel!

In der nachfolgenden Zeichnung, die ich liebe, weil sie meine Gedanken so gut zusammenfasst, sehen Sie, wie der Mensch „versandet". Bei 80 Jahren hat das rechte Röhrchen nur noch 6 % lebender Zellen und 14 % freies Was-

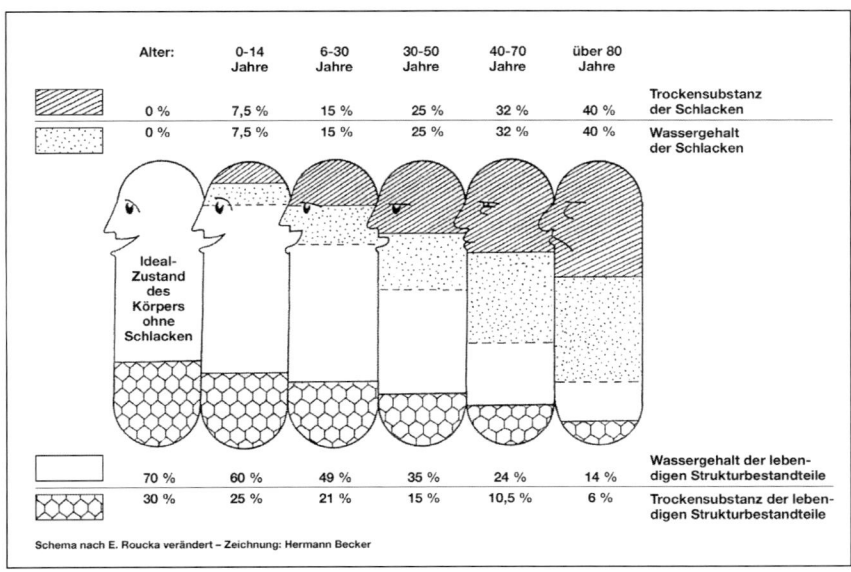

Alter:	0–14 Jahre	6–30 Jahre	30–50 Jahre	40–70 Jahre	über 80 Jahre	
	0 %	7,5 %	15 %	25 %	32 %	40 %	Trockensubstanz der Schlacken
	0 %	7,5 %	15 %	25 %	32 %	40 %	Wassergehalt der Schlacken
	70 %	60 %	49 %	35 %	24 %	14 %	Wassergehalt der lebendigen Strukturbestandteile
	30 %	25 %	21 %	15 %	10,5 %	6 %	Trockensubstanz der lebendigen Strukturbestandteile

Schema nach E. Roucka verändert – Zeichnung: Hermann Becker

Verschlackungsgrad des Menschen je nach Alter
(Entnommen aus: „Durch Entsäuerung zu seelischer und körperlicher Gesundheit",
mit freundlicher Genehmigung von Frau Ingeborg Oetinger (Adresse im Anhang))

ser. Der Rest ist Dreck. Wir brauchen uns nicht über die Zahlen zu streiten. Hier soll nur die Entwicklung verdeutlicht werden.

Wenn Sie es schaffen sollten, Ihre Zellen so zu behalten wie bei dem ersten Röhrchen-Männchen, so erfährt Ihr Körper keinerlei Verschlackung und hat keinerlei Entsorgungsproblem. Es geht dann um eine absolut saubere Versorgung, die nicht belastet. Es ist erstaunlich, mit welchen winzigen Mengen an Nahrung unser Körper auskommen kann. So ist zu verstehen, warum Gurus in den Höhlen des Himalayas mehrere hundert Jahren gelebt haben sollen – mit etwas Schmelzwasser und ab und zu einer Wurzel als einzige Nahrung. So ist zu verstehen, warum Dr. med. Max Gerson und auch der Heilpraktiker Breuß todgeweihte Krebspatienten geheilt haben mit einer Kur, die ausschließlich aus frisch gepressten Gemüsesäften besteht.

Jegliche Chemie, seien es Hormone, Antibiotika, Psychopharmaka, Schmerzmittel u.a., verkürzt zwangsläufig Ihre Lebenserwartung.

Sie wissen jetzt auch, warum die Menschen, die wirklich alt werden, diejenigen sind, die ihr ganzes Leben lang keine chemische Medizin eingenommen haben. Chemische Medizin basiert immer auf Giften und Blockade von natürlichen Regelkreisen. Das hat seinen Preis. Die Natur ist leider hier unbarmherzig.

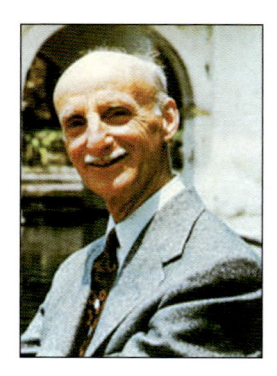

Beispiele bzw. Vorbilder für jeden, der von Kraft und langem Leben träumt:
Dr. Norman Walker (linkes Bild) und die Frau, die tanzt und tanzt und tanzt und nicht aufhört zu tanzen und zu singen, die Beine hat wie eine zwanzigjährige Sportlerin und voller Lebensfreude ist: Tina Turner (rechtes Bild). Sie ernährt sich makrobiotisch!

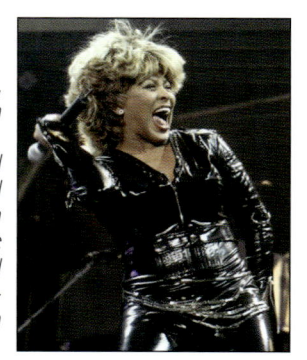

Die zweite Ursache ist rein energetisch, oder besser gesagt psychisch. Wir sind konditioniert. Viele meiner Patienten sehen ein Alter von 80 Jahren als sehr alt an. Ich höre mit 60 Jahren bereits „ich bin nicht die Jüngste"...und wenn ich sage, Sie haben noch 60 Jahre vor sich, dann kommt fast immer: „Oh je, das möchte ich aber nicht". Und genau dieses Nicht-Mögen ist im wahrsten Sinne des Wortes mörderisch. Wir assoziieren Alter mit Krankheit und mit Leid.

> **Das Altern ist eine reine psychische Angelegenheit. Es gibt für das Altern keinerlei biologische Begründung. Die Verschlackung des Gewebes ist der einzige äußere bzw. biologisch-materielle Grund für Organversagen.**

Stellen Sie sich mal vor, sie dürften 130 Jahre leben und jeden Tag ohne körperliche Einschränkung verbringen. Das wäre doch toll, oder? Dafür müsste man allerdings Ziele haben, die anders sind als diejenigen unserer heutigen Gesellschaft. Es geht nicht darum, reich zu sein, sondern es geht darum, weise zu sein und um sich herum so viel Gutes zu verteilen, wie es geht.
Dann, wenn Sie der Meinung sind, dass Sie genug getan haben, laden Sie Ihre Lieben zu einem Fest ein und am nächsten Tag verlassen Sie die materielle Welt wie die Aborigines es noch heute tun.

Sie verstehen auch, dass es einfach lächerlich ist, mit dieser „modernen" Welt zu leben und zu glauben, dass Anti-Aging-Pillen Sie vor dem Zerfall bewahren könnten!

Damit kehren Sie viele Ideen der heutigen Gesellschaft um:
- Erstens brauchen Sie nicht um Ihr bisschen Leben zu kämpfen, um mit aller Chemie dann doch noch mit 75 Jahren elend zu versterben. Nein, Sie sind gesund und entscheiden selbst in aller Ruhe, wann Sie gehen.
- Zweitens sehen Sie, dass unsere heutige Medizin fast nur Mist baut, denn die Völker, die diese Medizin nicht „genießen", können ausnahmslos längere Lebenserwartungen vorweisen.

TEIL 3: Ewig leben, eine Utopie?

Donnerstag, 20. Juni 2002 - Nr. 140

Ältester Mensch ist 116 Jahre alt

Eine 116 Jahre alte Chinesin ist als ältester lebender Mensch der Welt in das Guinness Buch der Rekorde aufgenommen worden. Du Pinhua wurde am 22. April 1886 in Leshan in der südchinesischen Provinz Sichuan geboren. Wie die amtliche Nachrichtenagentur Xinhua berichtet, habe sie noch einen schnellen Verstand, spreche deutlich und habe Sinn für Humor. Bis zu ihrem 110. Lebensjahr habe sie kein Fleisch gegessen, schrieb Xinhua. Sie trinke und rauche nicht, esse aber gerne Früchte und Gemüse. dpa

---

Zufall? Wohl kaum!

Wissen Sie, wie oft diese Dame einen Arzt gesehen oder eine Darmspiegelung hat machen lassen, wie häufig sie ihr Blut kontrollieren ließ, beim Gynäkologen einen Abstrich von ihrer Gebärmutter hat machen lassen oder ihre Schilddrüsenwerte kontrollieren ließ?

Sicherlich **niemals!** Und daher lebte sie am 20. Juni 2002 noch! Sie lebte sorglos vor sich hin, ohne den Stress der möglichen Erkrankung und der ständigen Prüfung!

Ich hoffe, es ist jetzt klar genug. Es ist Zeit zum Umdenken. Tun Sie etwas für sich und für Ihre Lieben, bevor es zu spät ist.

Nachwort

Mit diesem Buch haben Sie die beiden wichtigsten Werkzeuge für Ihre Gesundheit zur Verfügung gestellt bekommen.
Ich wünsche Ihnen alles Gute und ganz besonders ein gutes Gelingen, denn es geht um Sie und Ihre Kinder!

Wenn Nahrung in der Lage ist, Schwerkranke gesunden zu lassen, so sollte es Ihnen nicht schwer fallen, Ihre Gesundheit zu erhalten.

Wenn Sie sich noch nicht ganz sicher sind, dann spielen Sie bitte Kino. Jedes Mal, wenn Sie einkaufen gehen, schauen Sie in den Einkaufswagen, was gekauft wurde und schauen sie die Person an, die diesen Einkaufswagen schiebt. Ist sie gesund, rank und schlank? Hat sie klare lebendige, bewegliche, aufnahmebereite Augen? Ist der Gang leicht und schwingend oder schwer und unbeholfen?

Tun Sie das Gleiche im Restaurant. Schauen Sie, was die Leute futtern, und taxieren Sie deren Stoffwechsel. Sind sie gut durchblutet oder haben sie Flecken und Pickel überall? Ist ihr Bauch flach oder schieben sie eine Wampe vor sich her? Ich garantiere Ihnen, Sie werden dadurch lernen... und ihr Verhalten anpassen!

Diese Diät führe ich persönlich jedes Jahr eisern durch. Das erste Mal tat noch weh. Mein Käse morgens schien mir schier unersetzlich. Mittlerweile hat sich dadurch vieles in unserem Haushalt geändert.
Erstens ist unsere Küche durch die Suche nach Alternativen sehr viel abwechslungsreicher, attraktiver und gesünder geworden, zweitens merken wir von Jahr zu Jahr, dass unsere Einstellung zum Essen sich positiv wandelt. Wir sind viel feinfühliger geworden und spüren regelrecht, was für uns gut ist und was nicht. Drittens: Wir sind seit Jahren trotz großer beruflicher Belastung niemals krank.

Nachwort

Die Asiaten sagen:
Wenn Dein Urin und Dein Schweiß den Geruch des Obststückes wiedergeben, das Du Dir vor wenigen Stunden einverleibt hast, dann ist Dein Körper rein, Dein Gewebe sauber und Dein Geist klar.
Möge es Ihnen bald auch so ergehen.

Alles Gute..... und bis zum nächsten Buch!

Jean-Claude Célestin Alix

Für Anregungen und Kommentare zu dieser Schrift bin ich sehr dankbar.

Interessante Zeitungsausschnitte:

RHEINISCHE POST

Länger leben mit wenig Fleisch

Menschen mit geringem Fleischkonsum haben eine längere Lebenserwartung. Dies ermittelte eine Studie des Deutschen Krebsforschungszentrums in Heidelberg. Die Wissenschaftler verglichen die Sterbezahlen der Durchschnittsbevölkerung mit denen von Vegetariern und Veganern, also Menschen, die auch auf Milch und Eier verzichten, sowie mit Menschen, die nur wenig Fleisch essen. Dabei zeigte sich, dass 40 Prozent der Vegetarier überdurchschnittlich lange leben. Besonders gut schnitten aber die Studienteilnehmer ab, die noch geringe Fleischmengen konsumieren. Die Ergebnisse der Langzeitstudie werden am 13. März auf einem Kongress in Potsdam vorgestellt.

MITTWOCH 30. JUNI 2004

Eiweißreiche Kost mindert Chance auf Nachwuchs

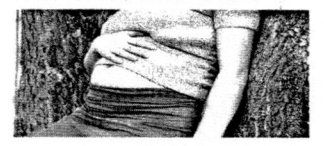

BERLIN (ddp) Eine eiweißreiche Ernährung könnte bei Frauen die Chance auf eine Schwangerschaft verringern. Diesen Schluss legen die Ergebnisse einer Studie amerikanischer Forscher an Mäusen nahe: Enthielt das Futter der Tiere 25 statt der üblichen 14 Prozent Eiweiß, waren deutlich weniger Embryonen lebensfähig als in einer Kontrollgruppe. Auch das Risiko für Fehlgeburten stieg bei den Mäusen mit der proteinreichen Nahrung deutlich an, wie die Wissenschaftler um David Garner vom Zentrum für Reproduktionsmedizin in Englewood auf der Jahreskonferenz der europäischen Gesellschaft für Reproduktion und Embryologie in Berlin berichteten. FOTO: GMS

Anhang 1: Leber-Gallen-Reinigung

Die Leber-Galle-Reinigung ist seit Jahrtausenden bekannt. Sie gehört zu den Reinigungsritualen der indischen Medizin. Frau Dr. Clark hat sie erneut aufgegriffen und für viele Menschen publik gemacht.

Ziel
Es geht darum, die Gallenkanäle in und außerhalb der Leber zu reinigen. Da wir keine Flaschenbürste bis dahin schieben können, müssen wir sie „durchpusten". Es ist in der Theorie und in der Praxis sehr einfach. Es geht also darum, auf einmal so viel Gallenflüssigkeit von der Leber über alle Gallenkanäle bis in den Darm zu bringen, dass sämtliche Ablagerungen und alle Steine bis in den Darm mitbewegt werden. Sie haben richtig gelesen. Die Gallensteine werden mit entfernt.

Warnung
An dieser Stelle muss ich im Rechtsstaat Deutschland offiziell sagen, dass ich keinerlei Verantwortung für den Verlauf dieser Reinigung übernehme. Sie führen sie in eigener Regie und mit 100 % Eigenverantwortung durch. Ich habe zwar noch nie ernsthafte Probleme mitgeteilt bekommen, aber grundsätzlich könnte ein Stein in den Gallenkanälen stecken bleiben, was im schlimmsten Fall zu einer Notoperation führen könnte.

Kaufliste
Olivenöl, Grapefruit, eventuell: Bittersalz

Verlauf
Diese Reinigung wird am besten freitagabends durchgeführt, damit Sie sich am Samstag – wenn nötig – erholen können.

Ab dem Mittwoch davor
Nehmen Sie bitte gar kein Fett mehr zu sich. Das heißt weder tierische noch pflanzliche Fette, also kein Öl, keine Butter, sowieso keine Margarine und

Anhang 1: Leber-Galle-Reinigung

keine fetthaltigen Speisen wie z.B. Räucherfisch oder Fleisch. Es geht darum, die Vorräte an Gallenflüssigkeit aufzustocken. Am besten führen Sie ab Mittwoch ein leichtes Fasten durch mit Kartoffelpüree, Reis und etwas Obst.

Freitags ab 12 Uhr
Nicht mehr essen, nur noch Tee und Wasser trinken.
Wenn Sie vorher den Darminhalt abführen wollen, dann können Sie es mit Bittersalz oder Passage-Salz tun. Es ist aber nicht zwingend notwendig.

Um ca. 18 Uhr
Die Grapefruit auspressen und den Saft mit 150 ml Olivenöl mischen. Das ergibt knapp 200 ml. Bitte das Ganze ganz kräftig schütteln, damit eine Emulsion entsteht.
Mischung „Öl + Grapefruit" zügig trinken (Die Trinkzeit muss 15 Minuten unterschreiten!), am liebsten „auf ex".
Legen Sie sich direkt danach hin, am besten mit einer Wärmflasche über der Leber (rechter Oberbauch). Sie müssen ganz entspannt, das heißt völlig ungestört sein (Telefon abstellen). Ihre Gedanken müssen frei sein.
Hören Sie auf Ihren Körper.
Wenn Sie eine Magenverstimmung oder Übelkeit verspüren, gehen Sie zur Toilette. Eine Darmentleerung lässt dann selten lange auf sich warten. Wenn Sie es möchten, so prüfen Sie Ihre Aussonderungen. Es gibt sicherlich einige Gallensteine darunter.
Wenn alles abgeklungen ist, dürfen Sie wieder ins Bett gehen.

Am nächsten Tag
Sie können anfangen, etwas zu essen. Beginnen Sie langsam. Ihr Darm ist noch empfindsam. Keinen Kaffee auf leeren Magen!
Bis zum Abend sollten Sie sich wieder normal und „fit" fühlen. Sie können sich auf die Schulter klopfen: Sie haben etwas Tolles geschafft.
Es reicht aus, diese Kur einmal pro Jahr durchzuführen.
Einige Patienten haben allerdings diese Kur beim ersten „Durchgang" mehrmals bzw. alle zwei Wochen wiederholt, bis keine Gallensteine mehr zum Vorschein kamen.

Anhang 2: Milch als Kalziumlieferant?

Milch enthält einen beachtlichen Kalziumanteil. Andere Lebensmittel wie Blattgemüse, Nüsse und Samen enthalten aber ebensoviel oder sogar noch mehr Kalzium. Sesamsamen haben von allen Lebensmitteln mit 1.100-1.500 mg pro hundert Gramm den höchsten Kalziumgehalt – siebenmal soviel wie Vollmilch. Ausgerechnet diese Milch aber soll nun unentbehrlich sein. Vor allem für Frauen wird Milch zur Vorbeugung von Osteoporose, einer Krankheit, die durch Kalziumentzug entsteht, empfohlen. Seltsamerweise haben aber die Länder mit dem weltweit höchsten Milchverzehr (USA, Schweden, Finnland, Deutschland, Schweiz) auch die weltweit höchste Osteoporoserate. In asiatischen Ländern dagegen, in denen Milch nur eine untergeordnete Rolle spielt, ist Osteoporose viel seltener.

Ist die Milch als Kalziumlieferant doch nicht so gut wie ihr Ruf?
Neben Kalzium enthält die Milch auch große Mengen an Phosphaten und das für Menschen artfremde Kaseineiweiß. Unter dem Einfluss der menschlichen Magensäure kommt es dadurch zu chemischen Reaktionen, die 70 % des in der Milch enthaltenen Kalziums binden und unresorbierbar bzw. unverwertbar machen.
Untersuchungen französischer Wissenschaftler ergaben Folgendes: „Was das Kalzium anbelangt, so ist auch da die Zufuhr viel höher (als bei Muttermilch). Leider bewirkt der erhebliche Phosphatgehalt (fünfmal mehr als Muttermilch) und die Alkalisierung des Verdauungsmilieus, dass mehr als zwei Drittel des Kalziums zurückbehalten werden."
Da bleibt vom Kalziumreichtum der Milch nicht mehr viel übrig. Aber damit nicht genug: Der hohe Eiweißgehalt in der Milch führt auch noch dazu, dass der Körper viel Kalzium über den Urin ausscheidet, mehr sogar, als die Milch dem Körper zuführt.
Milcheiweiß enthält ca. dreimal mehr schwefelhaltige Aminosäuren als pflanzliches Eiweiß. Dieser hohe Gehalt an schwefelhaltigen Aminosäuren würde bei regelmäßigem Milchkonsum zu einer Übersäuerung des Blutes füh-

ren, würde der Körper nicht entsprechende Gegenmaßnahmen ergreifen. Diese bestehen darin, dass basisches Kalziumphosphat aus den Knochen gelöst und die Säurebildung neutralisiert wird. Das Endprodukt dieses Vorgangs, Kalziumhydrogenphosphat, wird über den Urin ausgeschieden. **Auf diese Weise entzieht Milch den Knochen wertvolles Kalzium.**

In einer Langzeitstudie zu diesem Thema wurde Versuchspersonen täglich 75 g Eiweiß mit der Nahrung verabreicht. Das ist immer noch weniger als der Durchschnittskonsum eines Mitteleuropäers, der bei ca. 100 g pro Tag liegt. Aber bereits die Dosis von 75 g pro Tag täglich führte bei den untersuchten Personen dazu, dass mehr Kalzium ausgeschieden wurde, als die Nahrung enthielt, also zu einer negativen Kalziumbilanz.

Auch als die Kalziumzufuhr stark erhöht wurde (bis auf das Doppelte des Durchschnittverzehrs), blieb die Kalziumbilanz negativ. Da Milch und Milchprodukte – mit Ausnahme von Sahne – neben Kalzium auch viel Eiweiß enthalten, sind sie keine Kalziumlieferanten, sondern **Kalziumräuber.** Die durch Eiweißüberschüsse verursachten Kalziumverluste sind kein kontroverses Thema mehr in der Wissenschaft. Hunderte von Studien haben immer zum selben Ergebnis geführt: **Bei zu hoher Eiweißzufuhr verliert der Körper mehr Kalzium, als er mit der Nahrung zugeführt bekommt, wie hoch diese Zufuhr auch immer sein mag.**

Zusätzlich hat Kuhmilch die schlechte Eigenschaft, im Körper Schleim produzieren zu lassen. Das spürt man nicht sofort, und die ersten Symptome zeigen sich erst dann, wenn der Körper nicht mehr kompensieren kann. Interessant ist der Zusammenhang zwischen Milch und Nasenpolypen bei Kindern, wie im Artikel „Nasenpolyp – oftmals Symptom einer verkannten Kuhmilch- und Eiweißallergie" von Heilpraktiker Wolfgang Podmirseg in der SANUM-Post Ausgabe 65/2003 beschrieben. Es lohnt sich, es auszuprobieren und auf die Milch zu verzichten, wenn Ihre Kinder öfter im Nasen- und Rachenbereich erkranken.

Auch der Zusammenhang zwischen dem Konsum von Kuhmilchprodukten und ADS (Aufmerksamkeits-Defizit-Syndrom/Hyperaktive Kinder) wird von vielen Praktikern gar nicht mehr in Frage gestellt. Sogar bei Autismus ist oft eine Besserung und zuweilen eine Heilung durch den Verzicht auf Kuhmilchprodukte zu erzielen.

Anhang 2: Milch als Kalziumlieferant?

Aber Sie kennen mich mittlerweile. Über Theorien möchte ich mich nicht unterhalten. Führen Sie doch diese Auslass-Diät durch und vermeiden Sie sechs Wochen lang jegliche Milchprodukte. Sollte ich mich vertan haben, so bitte ich für den „entgangenen Genuss" dieser Zeit hiermit auf der Stelle um Entschuldigung.

Und zuletzt: Die Industrieflüssigkeit, die Sie in Plastiktüten, in Kartons und Flaschen als Milch kaufen, hat mit dem, was aus dem Euter freilaufender, genetisch unveränderter und frisches Gras fressender Kühe kommt, außer Farbe und Namen nur noch wenig gemeinsam.

Anhang 3: Stoffwechsel-Verbesserung in aller Munde

Der Zahn-Kiefer-Nasennebenhöhlen-Bereich ist bekanntlich als Herd-Ursache für die meisten chronischen Erkrankungen anzusehen. Unsere degenerierte Ernährungsweise schürt förmlich die Probleme der Zivilisationskrankheiten. Wir sollten an dieser Stelle an das Volk der Hunzas im Himalaya denken. Dort erreicht fast jeder ohne jegliche ärztliche Versorgung spielend ein „zartes" Alter von 100 Jahren, um dann, ohne krank gewesen zu sein, sanft und mit vollem Gebiss zu sterben.

Zielsetzung dieser Schrift
Kiefer- und Zahnfleischverbesserung im Sinne einer besseren Durchblutung, eine Festigung des Zahnfleisches und damit der Zahnhälse, eine Vorbeugung bzw. Heilung von Parodontose, eine Wundheilung nach Zahnextraktion... und vieles mehr... Alles ohne Bohren, Schneiden, Chemie, Antibiotika, Kortison und dergleichen...

Zunächst wie immer ein bisschen Vorbeugung
Um dauerhaft gute Zähne zu behalten, müssen wir das Mundmilieu pflegen. Regelmäßiges Zähneputzen zählt sicherlich dazu. Das sollte jedem einleuchten. Wenn Sie sich allerdings **wirklich völlig** natürlich ernähren, so können Sie **dann** auf das Zähneputzen auch verzichten. Fragen Sie sich, warum Inder in abgelegenen Gebieten so schöne weiße Zähne haben. Lernen Sie nach Ayurveda-Art vegan zu leben.
Direkte Zucker müssen allerdings gänzlich aus dem Speiseplan verschwinden. Das heißt: Zucker, Bonbons, Schokolade, Eis, Cola-haltige Getränke und dergleichen, fertige Saucen, fertige Speisen...
Alle wissen, dass Zucker Karies hervorruft, wenige wissen dagegen, dass Zucker nicht direkt die Löcher in die Zähne bohrt. Zucker erzeugt Säure im Mundbereich, was zu einer Vermehrung von besonderen Bakterien führt, die die echten „Löcher" bohren! Also haben wir hier wieder Säure im Spiel, die zu vermeiden wäre.

Ölschlürfen nach Art der alten Inder

Jeden Morgen zwei Esslöffel reines Pflanzenöl in den Mund nehmen und zwischen den Zähnen herumkreisen lassen.

Erste schlechte Nachricht: Diese Prozedur muss man tatsächlich jeden Morgen **mindestens** geschlagene 10 Minuten, besser 15 durchstehen. Man bekommt dabei fast einen Muskelkater im Mundbereich. Am Ende der Prozedur darf das Öl **in keinem Fall heruntergeschluckt,** sondern muss im Gegenteil ausgespuckt werden. Der Mundbereich wird anschließend mit klarem Wasser sorgfältig gereinigt.

Die zweite schlechte Nachricht ist, dass man es jeden Tag tun muss und zwar mindestens drei Monate lang, besser sechs, um wirklich gute Ergebnisse erzielen zu können.

Öl zieht alle Toxine aus dem Zahnfleisch heraus. Wir kennen die Aufnahmefähigkeit von Ölen. Der Duft einer Rose wird bekanntlich zuerst in Öl eingefangen, bevor er zu einem Parfum weiterverarbeitet wird. Nach sechs Monaten ist das Zahnfleisch wieder gesund und fest. Die Zahnhälse sind nicht mehr wackelig und man kann wieder kräftig beißen. Wohlan!

Vermeidung von Zahnstein

Der Zahnarzt, zu dem ich früher ging (ich hatte keine neue Zahnbehandlung seit mehr als 15 Jahren und hoffe den gleichen Zustand für die nächsten 50 Jahren zu bewahren!) wollte es mir nicht glauben: **Zahnbelag ist in der Tat vermeidbar!**

Mein eigener Vater hat einen solch dicken Zahnbelag, dass sein Zahnarzt sein Gebiss für die Praxisarchive fotografiert hat. Ich selbst litt unter einer starken Zahnbelagbildung, bevor ich Heilpraktiker wurde.

Eine Änderung meiner Essgewohnheiten hat diese Produktion um 75 % reduziert. Würde ich mich so streng ernähren wie der Naturforscher Are Waerland es empfiehlt, so würde ich gar keinen neuen Zahnstein produzieren. So einfach ist es, und eigentlich weiß es auch jeder. „Sündigen" Sie an den Festtagen, so sind am nächsten Morgen die Zähne belegt. Essen Sie nur Gemüse und Rohkost, einen Apfel zum Nachtisch, sind die Zähne am nächsten Morgen glatt.

Zahnbelag ist der Ausdruck einer schlackenbringenden Ernährungsweise.

Mucokehl D5 Tropfen

Dieses Präparat ist quasi als „Wundermittel" einzustufen. Mucokehl ist ein homöopathisches Mittel der isopathischen Therapie nach Prof. Enderlein, basierend auf dem Urpilz Mucor racemosus fresens. Es ist ein tiefgreifendes Mittel, das besonders bei Entgleisungen im Bereich des Blutgewebes bewährt ist. Mucokehl verhindert nachhaltig die Bildung von Thromben, verbessert erheblich die Durchblutung und somit die Ver- und Entsorgung des Gewebes und die Heranbringung der Immunabwehr.

Mucokehl hat sich in dieser Hinsicht als „Ersatz" für ASS bewährt. Hierfür muss natürlich auch der Basenhaushalt therapeutisch reguliert werden. **Es hat keine negative Begleiterscheinung!**

Nach Zahnextraktion wird die Wunde innerhalb weniger Tage geschlossen. Dafür dreimal pro Tag ca. acht Tropfen im Mund kreisen lassen. Wunden mit einem getränkten Wattestäbchen zusätzlich betupfen. Bei Parodontose werden die Mikroläsionen des Zahnfleisches geschlossen. Entzündungen wird teilweise vorgebeugt bzw. schneller geheilt.

Die Wahl der richtigen Zahnpasta

Hier werden nur Ausschlusskriterien gegeben. Bedenken Sie, dass der Mundbereich **extrem** aufnahmefähig ist. Unsere Schleimhäute führen viele Stoffe direkt ins Blut. Daher können wir hier keine Chemie gebrauchen.

Es gibt viele gute Zahnpasten. Wichtig ist eine Zahnpasta **ohne** Fluor. Bekanntlich ist Fluor ein Zellgift und nachweislich krebserregend. Der Preis für die etwas härtere Zahnoberfläche ist viel zu hoch. Ich gebe hier keine Präparateliste. Sie wäre zu lang. Lassen Sie sich von Ihrem Apotheker beraten. Es gibt auch gute Zahnpasten z.B. auf Aloe-Vera-Basis.

Ich persönlich putze mir die Zähne mit dem „Merlin Basenpulver". Es schmeckt nicht besonders gut, aber die Zähne werden schön weiß, der Belag löst sich auf und die Mundflora freut sich.

Regeneration im Mund

Wenn man an Regeneration denkt, muss man immer an die Produkte der Firma VitOrgan denken. Auch für den Zahn-Kiefer-Bereich stehen hier spezielle Präparate wie Neypulpin Ampullen (Dilution Nr. 10) zur Verfügung. Die Applikationsart (intragingivale, also ins Zahnfleisch an die Zahnwurzel) ist uns

Heilpraktikern (außer zur Selbstbehandlung) allerdings nicht erlaubt. Daher suche man sich einen guten Zahnarzt, der für solche Therapien offen ist. VitOrgan bietet umfangreiche Informationen an. Durch den Erfolg beflügelt wird er den anderen Patienten diese Therapie auch zukommen lassen.
Die optimale Behandlung ist hier eine Kombination von Neypulpin und Neyparadent. Neyparadent ist ein Mundtherapeutikum aus einer Mischung an Phytotherapie (Chamomille/Arnica) und den bewährten VitOrgan biomolekularen Wirkstoffen. Dieses Präparat wirkt sowohl regenerierend als auch antiphlogistisch und antiseptisch. Neyparadent kann auch bei Aphten und Tonsillitiden eingesetzt werden.

Amalgam
Es ist traurig, über dieses Thema überhaupt etwas schreiben zu müssen. Quecksilber ist eines der stärksten Nervengifte und Amalgam gehört daher nicht in den Mund! Wer es schon hat, sollte dafür sorgen, dass es wieder herauskommt. Bei dieser Sanierung passieren häufig gravierende Fehler. Der Mundbereich muss „gekoffert" werden, damit die Aufnahme der Bohrdämpfe über die Schleimhäute auf ein Minimum reduziert wird. Danach muss eine sorgfältige Ausleitung durchgeführt werden. Dafür gibt es viele Methoden. Die Mischung des Drainagemittels Derivatio H und Amalgam D200 homöopathisiert sind eine Möglichkeit. Die Verbindung mit Algeneinnahme (Chlorella pyrenoidosa z.B. in Nepro-Rella von Nestmann) hat sich bewährt.

Für die Ausleitung von Schwermetallen gibt es noch weitere Möglichkeiten.
- Zunächst kann man mit Hilfe eines Elektrolyse-Fußbades erstaunliche Ausleitungsmengen erreichen. Die Füße werden für 30 Minuten in Salzwasser bei Zuleitung eines Schwachstromes gebadet. Nach dieser Zeit ist soviel „Dreck", zumeist Metall-Ionen aus den Füßen herausgekommen, dass man seine eigenen Füße oft im Wasser gar nicht mehr sieht.
- Zweitens hat das „Wunderprodukt" **Megamin** (Bezugsadresse im Anhang), ein durch Spezialverfahren erzeugtes Vulkansteinpulver, besondere Fähigkeiten.
  1. Umfangreiche Untersuchungen haben nachgewiesen, dass es Schwermetalle (besonders Quecksilber und Blei), Viren und Parasiten zuverlässig bindet und aus dem Körper ausscheidet.

2. Eine weitere Untersuchung bewies die probiotische Wirkung von Megamin. Sowohl Lakto- als auch Bifido-Bakterien, die für unser Wohlbefinden unentbehrlich sind, entwickeln sich unter Megamin-Gabe wesentlich besser.
3. Mehr noch, dieses Gestein arbeitet im Sinne eines Energie-Tauschers und gibt den menschlichen Zellen die Möglichkeit, ihre Elektrizität und somit ihre Leistungsfähigkeit zurückzugewinnen. Megamin wird dabei selbst **nicht** resorbiert und arbeitet sozusagen als Katalysator.

Anhang 4: Darmöls/Parasiten-Kur für den Darm mit Öl

Dieses Öl haben wir im **Naturheilzentrum Buchweizenberg** basierend auf den Erfahrungen einiger Naturtherapeuten und Ärzte entwickelt.
Ziel ist seine stark **antiparasitäre** Eigenschaft. Viele Menschen klagen über Darmprobleme, die mit üblichen Präparaten nicht positiv zu beeinflussen waren. Frau Dr. Clark erklärte diese Probleme durch die Besiedlung des Darms mit Parasiten und nutzte die hervorragende Wirkung einiger Pflanzen, um den Darm und die Leber hiervon zu befreien.
Wir baten unseren Apotheker, eine ähnliche Rezeptur mit Hilfe von Ölen herzustellen. Öle haben viele Vorteile, dazu gehört nicht zuletzt die einfache Handhabung.

Es wurde uns berichtet, dass dieses Ölgemisch außerdem eine sehr gute Wirksamkeit bei der Hyperaktivität der Kinder haben soll. Nervosität beruht bekanntlich meistens auf Belastung mit Toxinen. Dieser positive Einfluss wird verständlich, wenn wir wissen, dass unser Verhalten zum größten Teil vom Einklang unserer Zellen abhängt, umgekehrt wird das Wohlergehen unserer Zellen von unserer Gesamtverfassung mitbestimmt.
Die Wirkungen dieses Öls sind bisher nur empirisch belegt. Wir freuen uns daher, wenn Sie uns von Ihren Erfahrungen berichten.

Unser Darmöl beinhaltet: für 12 ml (eine Kur)	
Gewürznelkenöl	1 ml
Walnussöl	1 ml
Ingweröl	1 ml
Salbeiöl	1 ml
Wermutöl	1 ml
ozonisiertes Öl (Rizol)	7 ml

Anhang 4: Darmöl/Parasiten-Kur für den Darm mit Öl

An dieser Stelle muss gesagt werden, dass der Einsatz von Rizol von der Pharmaindustrie nicht gerne gesehen wird und den Apothekern in Deutschland Schwierigkeiten bei der Herstellung und Vertreibung eines solchen Öls gemacht wird.

Wir übernehmen hier keinerlei Verantwortung, weder für die Wirkungen noch für die rechtliche Lage.

Ich kann nur sagen, dass bei der hier angegebenen Dosierung meiner Kenntnis nach niemals eine negative Wirkung aufgetreten ist. Bei Kindern sollte dieses Öl nur in Rücksprache mit einem erfahrenen Therapeuten angewendet werden.

Weitergehende Informationen bekommen Sie über Internet bei Dr. Gerhard **Steidl**, Flurstraße 4, D-90584 Allersberg/Germany (www.rizol.org). Er ist derjenige, der am meisten über die erstaunlichen Fähigkeiten dieses Öls geforscht hat. Auch in der Literatur von Frau Dr. Clark finden Sie zu Parasitenkuren gute Informationen.

Rizol ist im Internet frei erhältlich wie alle Öle, die hier angegeben werden. Bitte achten Sie darauf, gute Ölqualität zu kaufen. In Deutschland finden Sie die meisten Öle bei www.edelnaturwaren.de.

Wir hoffen, unser Darmöl demnächst durch einen Internetversand fertig anbieten lassen zu können. Bitte schauen Sie hierfür auf unsere Homepage www.alix-naturheilzentrum.de unter der Rubrik „Produkte/eigene Produkte". Sonst kann sich jeder die Bestandteile besorgen und selbst mischen.

Dosierung
Aufgrund des Anteils an Wermutöl ist die Höchstdosis für Kinder auf einen Tropfen pro Lebensjahr begrenzt. Bitte unter dem Alter von fünf Jahren dieses Öl nicht anwenden.

Bei Kindern ist vor der Verabreichung der Rat eines Therapeuten zwingend notwendig.

Für Erwachsene ist die Höchstdosis 15 Tropfen pro Tag. Eine Dosis von zehn Tropfen pro Tag ist meistens ausreichend.

Einnahme
Erster Tag ein Tropfen, möglichst morgens nüchtern (oder kurz vor dem Schlafengehen). Die Dosis bitte jeden Tag um einen Tropfen bis zur gewünschten Dosis erhöhen. Ab dem achten Tag die Einnahme auf zwei Einnahmen verteilen, und zwar am besten morgens früh und abends vor dem Schlafengehen.

Da dieses Öl im Geschmack außerordentlich intensiv ist, kann es gerne untergemischt oder z.B. auf einem Stück Brot eingenommen werden.

Danksagungen

Dieses Buch wäre nie zustande gekommen, wenn mir nicht meine ganze Umgebung, Familie, Freunde, Kollegen und Patienten geholfen hätten. Insbesondere die Korrektur meiner wild auf das Papier geworfenen germano-gallischen Sätze ist eine Herausforderung für jeden.

Auch die Geduld, die mir entgegengebracht wurde, wenn ich bis tief in die Nacht nach dem Praxistag getippt habe, weiß ich zu schätzen.

Herrn Friedrich Boenigk, der sich mit seiner Firma (siehe Anhang) seit Jahrzehnten für die Verbreitung der Colon-Hydrotherapie einsetzt, möchte ich hier für seinen „Anstoß" sowie seine Ideensammlung besonders danken.

Jean-Claude Alix

Publikationen des Autors

Bücher

Jean-Claude Alix
„Zukunft ohne Krebs"
Wolfland-Verlag Ratingen
Tel.: 0211/384 22 23
ISBN 3-936414-01-7

und die italienische Version
„un futuro senza cancro"
Verlag Macro edizioni
www.macroedizioni.it

Jean-Claude Alix
„Es geht um Ihre Knochen"
Spurbuchverlag Baunach
Tel.: 09455/15 61
www.spurbuch.de
ISBN 3-88778-297-6

Weitere Publikationen

Jean-Claude Alix
„Behandlung von Allergien: Entgiftung ist das oberste Prinzip"
Naturheilkunde Report 1/2 – 2001, Seite 12ff.

Jean-Claude Alix
„Naturheilkundliche Therapien am Bewegungsapparat"
Naturheilkunde Report 03 – 2001, Seite 11ff.

Jean-Claude Alix
„Alters-Diabetes: Ursachen, Vorsorge, Therapie"
Naturheilkunde Report 5 – 2001, Seite 15ff.

Jean-Claude Alix
„Magen-Darm-Leiden: „Irrlehren" und moderne Therapiekonzepte"
Naturheilkunde Report 6 – 2001, Seite 2ff.

Jean-Claude Alix
„Lebertherapie: mit sanften Mitteln effektiv behandeln"
Naturheilkunde Report 7/8 – 2001, Seite 6ff.

Jean-Claude Alix
„Streptokokken-Infektion: Antibiotika vermeiden"
Naturheilkunde Report 10 – 2001, Seite 14ff.

Jean-Claude Alix
„Die Regeneration des Lungengewebes/
Naturheilkundliche Therapie bei Emphysem"
Naturheilkunde Report 12 – 2001, Seite 16ff.

Jean-Claude Alix
„Herzinfarkt durch Übersäuerung"
Naturheilkunde Report 4 – 2001, Seite 19ff.

Jean-Claude Alix
„Demontage der Naturheilmittel"
Naturheilkunde Report 1/2 – 2002, Seite 33

Jean-Claude Alix
„Polyarthritis mit sanften Mitteln effektiv behandeln"
Naturheilkunde Report 3 – 2002, Seite 14ff.

Jean-Claude Alix
„Arteriosklerose: die Irrtümer beseitigen"
Naturheilkunde Report 4 – 2002, Seite 14ff.

Jean-Claude Alix
„Darmflora bei Neugeborenen/
Frühzeitige Regulierung vermeidet Spätfolgen"
Naturheilkunde Report 5 – 2002, Seite 16ff.

Weitere Schriften sind über die Homepage des Autors www.alix-naturheilzentrum.de unter der Rubrik „Presse-Artikel" zu finden.

Literaturhinweise

Dr. Norman W. Walker
„Darmgesundheit ohne Verstopfung"
Waldthausen Verlag
ISBN 3-926453-34-6

Dr. Norman W. Walker
„Mit Toxämie fangen alle Krankheiten an"
Waldthausen Verlag
ISBN 3-926453-31-1

Dr. Norman W. Walker
„Frische Frucht- und Gemüsesäfte"
Mosaik Verlag
ISBN 3-442-13694-6

Dr. med. M.O. Bruker
„Unsere Nahrung unser Schicksal"
EMU-Verlag
ISBN 3-89189-003-6

F. Batmanghelidj
„Wasser die gesunde Lösung"
VAK-Verlag
ISBN 3-924077-83-5

Marlo Morgan
„Traumfänger"
Goldmann-Verlag
www.goldmann-verlag.de
ISBN 3-442-43740-7

Literaturhinweise

Christian Opitz
„Ernährung für Mensch und Erde"
Hans-Nietsch-Verlag
ISBN 3-929475-07-3

Gero Beckmann/Andreas Rüffer
„Mikroökologie des Darmes"
Schlütersche-Verlag
ISBN 3-87706-521-X

Are Waerland
„Handbuch der Gesundheit"
Humata Verlag Harold S. Blume

Thomas Sugrue
„Edgar Cayce – Die Geschichte eines schicksalhaften Lebens"
Knaur
ISBN 3-426-04107-3

Dr. med. Erich Rauch
„Die Darm-Reinigung nach Dr. med. F.X. Mayr"
Haug
ISBN 3-7760-1135-1

Hans-Günter Berner
„An vollen Töpfen verhungern"
Promedico
ISBN 3-932516-05-2

Dr. Georgios Pandalis
„Urheimische Notizen"
zu beziehen bei: Naturprodukte Dr. Pandalis GmbH & Co KG
Füchtenweg 3
D-49219 Glandorf
Tel.: 05426/34 81

Literaturhinweise

Frau Ingeborg Oetinger/Dr med. dent. Beck
„Durch Entsäuerung zur seelischer und körperlicher Gesundheit"
Selbstverlag Buchdienst Oetinger
Ruckhardtshauser Straße 7
D-74613 Öhringen
Tel.: 07948/7 55
Fax: 07948/24 46
www.base-ist-leben.de
ISBN 3-9803308-3-4

Kontaktadressen

Medizintechnik Friedrich Boenigk
(Ozon-Geräte, Colon-Geräte, etc.)
Peddenkamp 41
D-40883 Ratingen
Tel.: 02102/674 75
Fax: 02102/12 97 31

Firma SIRIUS
Im Bruchfeld 33
D-40764 Langenfeld
Tel.: 02173/905 60
www.siriderma.de
(Basische Badesalzkonzentrate, Siriderma-Salbe für Allergiker, etc.)

Synomed GmbH
Flammweg 132-134
D-25335 Elmshorn
(Colovit-Tabletten, Basis-Vital u.v.a.)

Bionika GmbH & Co. KG
Am Teichgraben 2
D-49163 Bohmte
Tel.: 0180/530 49 50
www.bionoka.com
(OSCAR-Saftpresse)

Autismus der Kinder:
www.autismndi.com
Frau Karyn Seroussi

Kontaktadressen

Blauer Planet
Postfach 50
D-34340 Hedemünden
Tel.: 05545/18 28
(Diätetische Lebensmittel für Säuglinge und Kleinkinder auf Ziegenmilchbasis)

Vegetarier-Bund Deutschland e.V.
Blumenstraße 3
D-30159 Hannover
Tel.: 0511/363 20 50
Fax: 0511/363 20 07
www.vegetarierbund.de

Firma Pegasus Trade
Herr Hazwani
Niedertor 6 A
D-47929 Grefrath
Tel.: 02158/95 10 65
Fax: 02158/95 10 66
w.hazwani@pegasustrade.com
www.pegasustrade.com
(Kernseifen Produkte)

Aktiv und Gesund
Tel.: 09544/15 61
(Megamin-Produkte)

Dieses Buch ist erhältlich über:

Spurbuchverlag
www.spurbuch.de

Naturheilzentrum Buchweizenberg
Jean-Claude Alix
Buchweizenberg 32
D-42699 Solingen-Ohligs
E-Mail: alix-naturheilzentrum@web.de
www. alix-naturheilzentrum.de

oder über jede Buchhandlung

Es geht um ...

die außergewöhnliche Buchreihe von Jean-Claude Alix:

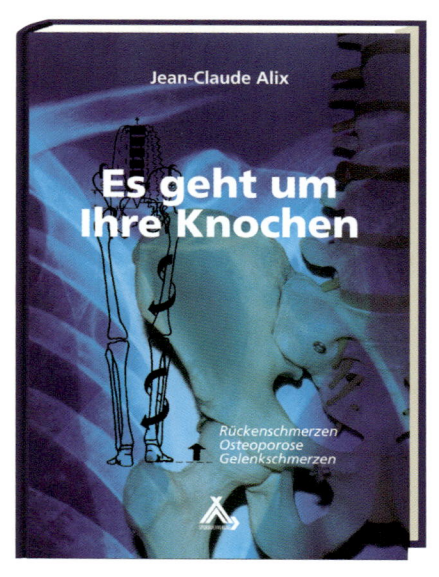

Es geht um Ihre Knochen

Rückenschmerzen, Osteoporose, Gelenkschmerzen

Nach 15 Jahren erfolgreicher Praxis meine Sicht einer effektiven Orthopädie, die sich ausschließlich Naturheilmitteln und Naturheilverfahren bedient.
Ob für Ischiasleiden, Taubheitsgefühle, Skoliose, einseitige Arthrose, Gicht, Morbus Bechterew, Tennisarm – überall finden Sie leicht verständliche Erklärungen zur Entstehung und die zur Genesung notwendigen Maßnahmen. Für den Medizinlaien geschrieben, bringt dieses Buch lang ersehnte Lösungen, die in Ihrer Logik überzeugen.

Jean-Claude Alix
Es geht um Ihre Knochen
7. Auflage, 208 Seiten, 15,4 cm x 21,6 cm
ISBN 978-3-88778-297-9

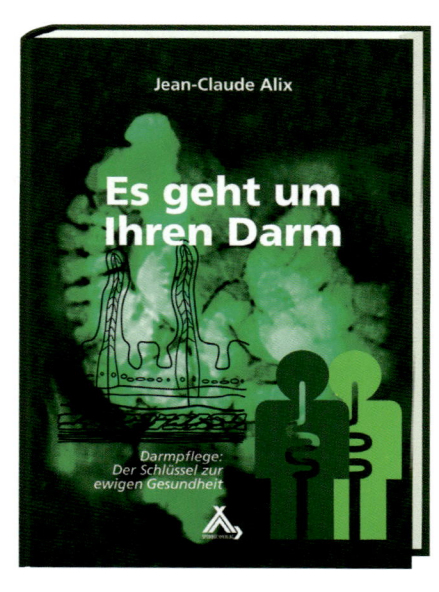

Es geht um Ihren Darm

Darmpflege: Schlüssel zur ewigen Gesundheit

Ein gesunder Darm ist für ein langes Leben ohne Krankheit einfach Voraussetzung. Allergien, Rheuma, Gicht, Migräne, Immunerkrankungen, Herzinfarkt, Diabetes, Krebs: Insbesondere die Zivilisationskrankheiten haben ihre Ursache vornehmlich in einer gestörten Darmfunktion und Darmflora. Die Colon-Hydrotherapie und die tiereiweißlose Diät sorgen für die sanfte Darmsanierung und den Aufbau einer natürlichen Darmflora. Darin liegt der Schlüssel zur ewigen Gesundheit, denn die gepflegte menschliche Zelle ist an sich unsterblich!

Jean-Claude Alix
Es geht um Ihren Darm
11. Auflage, 232 Seiten, 15,4 cm x 21,6 cm
ISBN 978-3-88778-298-6

Weitere Empfehlungen aus dem Spurbuchverlag:

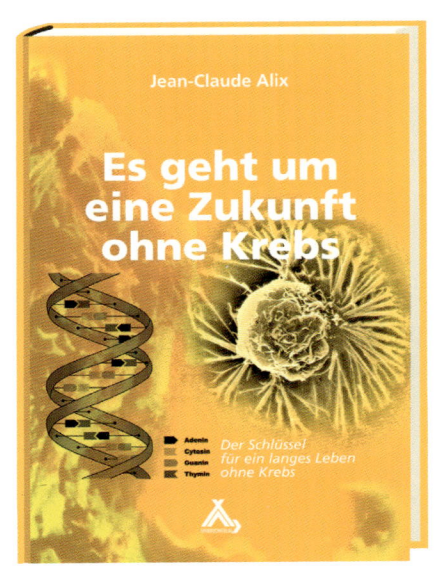

Es geht um eine Zukunft ohne Krebs

Der Schlüssel für ein längeres Leben ohne Krebs

Wollen Sie wissen, warum mittlerweile jeder dritte Mensch bzw. über 300.000 Menschen jährlich in Deutschland an Krebs sterben? Warum die Lage trotz 50 Jahren Chemotherapie und Bestrahlung jedes Jahr schlimmer wird? Dieses Standardwerk der Naturheilkunde gibt dem medizinischen Laien sowohl die leicht verständliche biologische Grundlage als auch die Schlüsselantworten, um Krebs als Stoffwechselentgleisung zu vermeiden und zu kurieren.

Jean-Claude Alix
Es geht um eine Zukunft ohne Krebs
4. Auflage, 308 Seiten, 15,4 cm x 21,6 cm
ISBN 978-3-88778-300-6

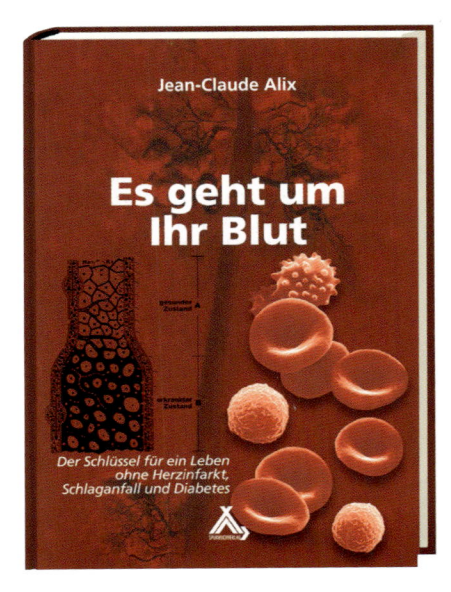

Es geht um Ihr Blut

Der Schlüssel für ein Leben ohne Herzinfarkt, Schlaganfall und Diabetes

Fast eine halbe Million Menschen sterben jährlich in Deutschland durch medizinische Unkenntnis völlig umsonst, denn es gibt nichts einfacheres, als einen Herzinfarkt oder einen Schlaganfall zu vermeiden. Dieses Buch gibt notwendige Informationen, um die Vorgänge in Ihrem Blut zu verstehen und erklärt einfache und effektive Wege aus dieser Misere. Dem medizinischen Laien wird das heutige Wissen einer modernen Naturheilkunde, die ohne jegliche Nebenwirkung sowohl diese Erkrankungen als auch Diabetes ins Museum der Medizin verbannen möchte, vermittelt.

Jean-Claude Alix
Es geht um Ihr Blut
6. Auflage, 232 Seiten, 15,4 cm x 21,6 cm
ISBN 978-3-88778-299-3

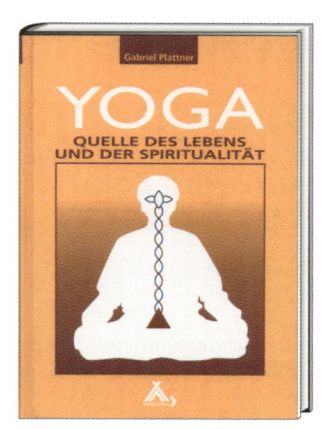

Yoga Quelle des Lebens und der Spiritualität

Wer in Gesundheit, ohne vorzeitiges Altern, in Harmonie mit den Kräften der Natur leben möchte, kann nichts Besseres tun als Yoga und Meditation zu praktizieren. Aus dieser seit Jahrzehnten persönlich gelebten und weitergegebenen Überzeugung heraus macht der Autor den reichen Schatz der Yogapraxis in diesem Standardwerk verfügbar. In Wort und Bild wird deutlich, wie die Körperhaltung (asanas), die gelenkten Atemfrequenzen (pranayama), die speziellen Yogatechniken, die Entspannungsvorgaben und die Meditationspraxis zu den erwünschten Ergebnissen führen.

Gabriel Plattner: Yoga
Quelle des Lebens und der Spiritualität
200 Seiten, 25,4 cm x 21,5 cm
ISBN 978-3-88778-244-3

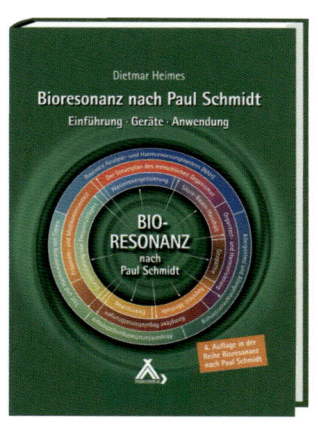

Bioresonanz nach Paul Schmidt
Einführung – Geräte – Anwendungen

Dem Leser wird in diesem Buch Schritt für Schritt und leicht verständlich der ganzheitliche Ansatz der Bioresonanz nach Paul Schmidt näher gebracht. Diesem folgend, werden zuerst die bereits genannten ursächlichen Einflüsse diskutiert. Dann erst geht das Buch auf therapeutische Möglichkeiten des Verfahrens ein. Anschließend werden Lösungen aufgezeigt, Defizite in Organsystemen zu erkennen und auszugleichen.

Dietmar Heimes: Bioresonanz nach Paul Schmidt
Einführung – Geräte – Anwendungen
4. komplett überarbeitete und erweiterte Auflage
544 Seiten, 20,7 cm x 28,4 cm
ISBN 978-3-88778-350-1

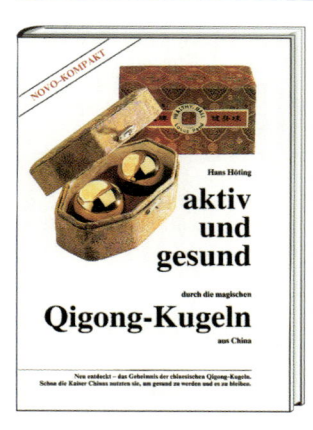

Aktiv und gesund durch die magischen Qigong-Kugeln aus China

Neu entdeckt – das Geheimnis der chinesischen Qigong-Kugeln. Schon die Kaiser Chinas nutzten sie, um gesund zu werden und es zu bleiben. Dieses Buch ist für Einsteiger konzipiert, zur ersten Information über die berühmten chinesischen Qigong-Kugeln.

Hans Höting
Aktiv und gesund durch die magischen
Qigong-Kugeln aus China
Taschenbuch
48 Seiter, 14,8 cm x 21,0 cm
ISBN 978-3-88778-182-8

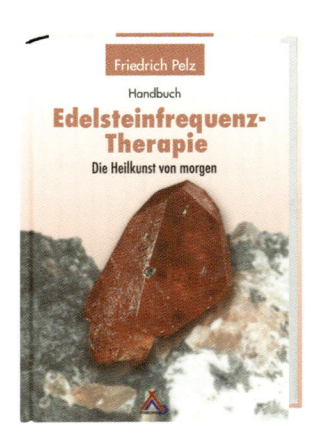

Edelsteinfrequenz-Therapie
Die Heilkunst von morgen

Der Autor geht in diesem Buch vor allem auf die praktische Seite des Lernens und der Anwendung der Frequenztherapie ein. Viele Beispiele der Patientenbehandlung und deren Erfolge sind aufgeführt.

Friedrich Pelz
Edelsteinfrequenz-Therapie
Die Heilkunst von morgen
Handbuch
2. Auflage, 264 Seiten, 17,4 cm x 24,5 cm
ISBN 978-3-88778-286-3

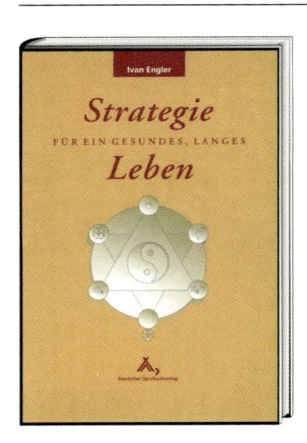

Strategie für ein gesundes, langes Leben

Die sieben Wunder der Natur (Sonne, Wasser, Sauerstoff, Bewegung, Ernährung, Entspannung, Liebe) können als Grundlage der Ganzheitsmedizin philosophischer und praktischer Wegweiser aus der persönlichen und kollektiven Sackgasse werden. Zum Überleben brauchen wir ein starkes Abwehrsystem und die Kraft der Gedanken. Dieses Buch zeigt eine Strategie für ein gesundes, langes Leben auf.

Ivan Engler
Strategie für ein gesundes, langes Leben
160 Seiten, 15,3 cm x 21,5 cm
ISBN 978-3-88778-228-3

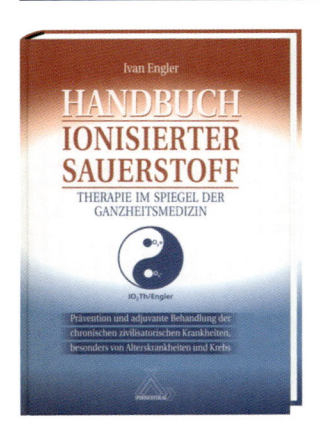

Handbuch Ionisierter Sauerstoff
Therapie im Spiegel der Ganzheitsmedizin

„Dieses Werk gehört in die Hand jedes jungen Mediziners, Therapeuten, Forschers, der sich mit dem modernen Stand der Forschung und Entwicklung vertraut machen oder gar selbst zur weiteren Entfaltung beitragen möchte. Es ist eine Bibel der modernen Ganzheitsmedizin."

Dr. Ivan Engler
Handbuch Ionisierter Sauerstoff
Therapie im Spiegel der Ganzheitsmedizin
264 Seiten, 17,3 cm x 24,3 cm
ISBN: 978-3-88778-202-3

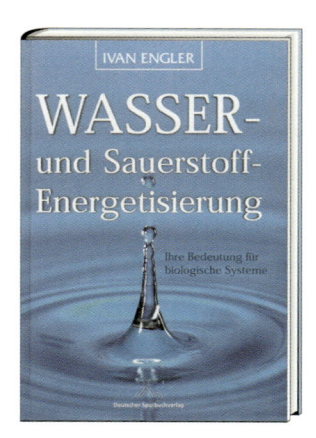

Wasser- und Sauerstoff-Energetisierung
Ihre Bedeutung für biologische Systeme

Durch die ganzheitliche Betrachtung des Wassers und des Sauerstoffs, die essentielle Stoffe für den Menschen sind, ist es leichter, sich selbst, die gesunden oder kranken Menschen, die Umwelt zu verstehen, besser zu leben, in Krisen nicht unterzugehen und vor allem anderen zu helfen.

Ivan Engler
Wasser- und Sauerstoff-Energetisierung
Ihre Bedeutung für biologische Systeme
400 Seiten, 16,6 cm x 23,9 cm
ISBN 978-3-88778-235-1

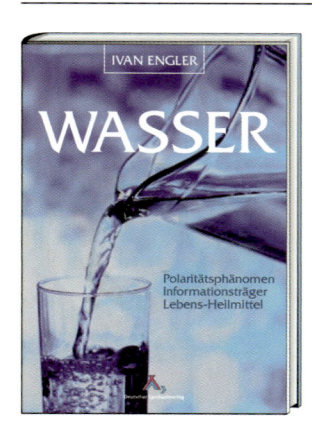

Wasser
Polaritätsphänomen, Informationsträger, Lebens-Heilmittel

Wasser ist ein hervorragender Informationsträger. Diese Eigenschaft wird intuitiv in den verschiedenen Heilverfahren genutzt. Neueste Beobachtungen zeigen, dass Wasser die gesamten Frequenzen des elektromagnetischen Feldes speichern und weitergeben kann, was sich günstig oder ungünstig, je nach Wasserinformation und Struktur auf den Menschen auswirken kann.

Ivan Engler
Wasser. Polaritätsphänomen, Informationsträger, Lebens-Heilmittel
3. Auflage, 288 Seiten, 16,5 cm x 24,1 cm
ISBN 978-3-88778-227-6

**Weitere umfassende Informationen
zum Verlagsprogramm finden Sie unter:**

www.spurbuch.de